山西省重点研发计划项目（编号：201803D31208）

民国全国秘验方选编

审查征集验方

第三集

［民国］中医改进研究会　印行

刘洋　主编

学苑出版社

图书在版编目（CIP）数据

审查征集验方. 第三集/中医改进研究会编；刘洋主编. —北京：学苑出版社，2020.11

（民国全国秘验方选编）

ISBN 978-7-5077-6044-6

Ⅰ.①审… Ⅱ.①中… ②刘… Ⅲ.①验方 – 汇编 – 中国 – 民国 Ⅳ.①R289.5

中国版本图书馆 CIP 数据核字（2020）第 193725 号

责任编辑：黄小龙
出版发行：学苑出版社
社　　址：北京市丰台区南方庄 2 号院 1 号楼
邮政编码：100079
网　　址：www.book001.com
电子邮箱：xueyuanpress@163.com
销售电话：010-67601101（销售部）、010-67603091（总编室）
印　刷　厂：北京兰星球彩色印刷有限公司
开本尺寸：880mm×1230mm　1/32
印　　张：10.25
字　　数：237 千字
版　　次：2020 年 11 月第 1 版
印　　次：2020 年 11 月第 1 次印刷
定　　价：58.00 元

主编简介

刘洋，男，山西繁峙人，医学学士、卫生管理硕士、理学博士，主任医师，教授。山西省政协第十届、第十一届委员，山西省青年联合会第九届、第十届常委。中国青年科技工作者协会理事，山西省政协智库专家，山西省高级人民法院特约调解员。

研究方向：近现代医学史、卫生事业管理、科技哲学。先后承担省部级科研课题8项，出版论著9部，在核心期刊发表文章90余篇。

主编 E‑mail：liuyang3580188@126.com

序 一

　　方书通常是指记述中医临床如何应用方剂的专著。千百年来，此类书籍颇多，但是中医界有句令人感叹名言曰："千方易得，一效难求。"意思是说真正在临床上，行之有效的方子，难得也！山西中医药大学图文信息中心刘洋主任，出于对工作的担当，对中医药文献书刊多有搜求，精勤不倦。近年来收集到民国《审查征集验方》六册。考该套书是当年山西"中医改进研究会"征集所得医方，整理订正审理后之方集。最后几集付梓之时，抗战爆发；遑遑巨著，散落民间；兵荒马乱，无人仰及。刘君搜得，整理复原。庚子年春节前嘱我一阅，并言为序。观是书收载之方剂，门类繁多，各科咸备，有民间的小验方，也有数十味的大方，所用药物大多为常见中药。各验方后附"审查意见"，较为独特，相当细致。以山西名方"龟龄集"条目为例，"审查意见"曰，"此方系在文水所征，因炮制未详，复调查于太谷。详加对正，始知药品微有出入，惟炮制法此略而彼详。今订正于左"云云。我将是方的内容，与20世纪60年代山西省卫生厅核定的《山西省中药成方选辑》相应内容对校，大体一致。其他一些民间验方等，如"治疗多年烂腿症方"："用陈石灰一钱，红升丹一分，研末外敷。"据我所知，这就是民间治疗"臁疮"很有效的一个验方。其他再如硫黄治疗疥疮等方子，也都是传统的、有效的验方。这套书的价值可见一斑。

吾意以为，对在民间散存的一些验方、偏方和所谓的秘方，似不必专为寻求奇方妙药，正如荒野之中或有几枝奇葩可供采摘。也不宜用现代的观点，去苛求前人的认识或理论。用药用方，只要实用或有参考价值就可以了，因为这些方书是当时当地实际情况的忠实记录，是真实医疗状况的反映。

书藏古今也，这就是历史。是为序。

国医大师　山西中医药大学教授　王世民

庚子年正月

序 二

中医药自神农尝百草发端,绵亘至今,已历数千年。无数先贤不断探索,筚路蓝缕,方有几几之获。诚如《内经》《伤寒》,提纲而挈领,知常以达变,作为经典启迪无数后学。然"治病三日,乃知天下无方可用"之窘境,古来有矣。加之日月更迭,沧海桑田,流传后世的中医验方,屡屡真伪混杂,谬误甚多。纵经方、验方汗牛充栋,依然令人感叹千方易得,一效难求。

幸有民国《审查征集验方》,是为近代中国首部官版验方汇编。其所载验方来自全国各地,更经中医改进研究会权威专家审查校验,不仅来源地域广阔,更具较高之可参度;所载方论,涉猎古今,中西贯通,有益临床。

当年《审查征集验方》付梓之日,恰遇战火,巨著散失,令人深憾。可幸刘洋等学者精勤不倦,挖掘整理,使该巨著百年之后重现于世。该书的再次出版,寄托了吾辈对传承中医药的恳切初衷,承载了先贤济世救民的殷殷期望,与众医学方书可谓一脉相承,殊途同归。

诚然,囿于当时环境所限,《审查征集验方》亦存些许不实之谬，读者须去芜存菁，择其善者而从之。书中多有奇方妙用，希众同人究其因，查其道，明其理，方便临床及科研。

王晞星

首届全国名中医、山西省中医医院原院长　王晞星

己亥年立春

序 三

欣闻《审查征集验方》即将付梓，不禁感慨良多。此书初具规模之际，恰逢抗战爆发，济世佳作难得广为传播，洋洋巨牍却在战火中尘封。如今，幸得吾辈拾遗拂尘，修葺刊印，浩浩百余万言，实属山西中医传承一盛举，也是中医药事业发展一喜事。

中医自诞生以来，一直嘉惠于世，上疗君亲之疾，下救贫贱之厄。在数千年的传承中，从金瓦红墙，到茅庐草荟，无不重视经方验方的收集整理。一大批效验良方因其低廉的成本和神奇的功效在民间广为流传。近代西医东渐，中医的生存受到极大的冲击和挑战，民间的经方验方也面临亡佚的风险。1929年到1937年间，以山西中医改进研究会为主体的中医界有识之士，通过行政手段，投入大量资金，在全国范围内征集得到大量祖传秘方、名家效验良方，并通过规范严谨的审查程序，逐个对验方评判，给出审查结论，然后编辑出版的《审查征集验方》六册，为中医药留下了宝贵遗产。惜完整出版之际，适逢抗日战争全面爆发，中医改进研究会解散，刊行推广工作戛然而止，迄今学界鲜有人忆及与研究。

　　编者在挖掘整理该书之始，曾执稿询于余。嘱其整理、校对、修订宜尽力保留原著体例、风格、特色，并去伪存真，以便后来学者研精致思，探微索隐。

　　习近平总书记指出："中医药学是中国古代科学的瑰宝，也是打开中华文明宝库的钥匙。"新时代，弘扬中医药学恰逢其时。吾辈当怀为往圣继绝学、为万世开太平之志，勤求古训，博采众方，为中医药事业的传承发展勠力前行。

山西中医药大学校长　刘星

2019年12月

前　言

近代伊始，民族文化虚无主义者掀起了一股否定中医、废止中医的思潮，并且影响和左右了北洋政府与国民政府的卫生政策。各地"抑中扬西"的态势与日俱增，中医的话语权和生存空间被极度压缩。但与全国形势截然相反，偏居内陆的山西统治者阎锡山特立独行，1919年成立了以"改进中医及药学使能成为一高等有统系之学术"①为宗旨的第一个官办中医社团——中医改进研究会，阎锡山坚信"中医如能由虚而证诸实，必能兴。将来之西医由实而参诸虚，两相接近，此亦不可不注意研究者也"，中西医互相结合对双方均有益处，认为"中外医理或有互相发明沟通融合之日"。②

1929年至1937年，在山西省政府的鼎力支持下，中医改进研究会在全国范围征集中医秘方、验方。由于建立了合理的奖励制度和规范的征集办法，征集到的民间验方"成帙颇巨"。中医改进研究会又组织中医界耆老名宿按照"贱便

---

① 凡例 [J]. 医学杂志, 1921 (1): 4-5.
② 阎锡山. 会长山西督军兼省长第一次开会演说 [J]. 医学杂志, 1921 (1): 18-21.

验"和"中西参衷"的原则，对所获验方严格审核，逐一给出审查意见。最终陆续编辑出版《审查征集验方》6集，收录验方6000余首，其中不乏民间祖传秘方，以及名家的效验良方，内容丰富，具有方便、安全、适用的特点。《审查征集验方》的出版，开近代由官方征集和整理验方之先河。随着这套验方集的陆续出版，中医界对验方的重视迅速增加。1934年，中央国医馆在何应钦的建议下，编辑出版了《验方新篇》①。1935年，叶橘泉、丁忠英等50余位中医在杭州发起单方实验研究社②。惜《审查征集验方》完整出版之际，适逢抗战全面爆发，对之关注和研究还少见于学界。

民国《审查征集验方》，在征集、审查、编辑多个环节，从人员、制度、方法、原则等各方面进行了科学合理的安排，具有独特的优势和独到的价值。

第一，建立征集验方的制度，成立征集验方的队伍。

1929年，阎锡山命令山西省政府村政处全体"村政实察员"，担任"验方调查员"，在下乡之际，从民间收集、征集验方。一时间，村政处搜集到的验方很多，但"惟其雷同者，实居多数"。分析原因，一是各"村政实察员"缺乏专业基础，无法辨别，良莠掺杂；二是民间验方本属家传保密之方，许多人还想赖此牟利，不肯轻易示人。针对以上原因，为提高征集的专业性，研究会和省政府磋商，对征集措施进行了

---

① 制定编审委员会先行审定验方新篇 [J]. 光华医学杂志, 1934, 1 (12): 50.

② 国药单方实验研究社简章草案 [J]. 现代医药月刊, 1935, 2 (4): 29-30.

调整。1933年开始，省政府特发公函，委派中医改进研究会干事张玠、范国义、单生文、相作良等担任"专员"，亲自到乡间农村征集验方。阎锡山要求各县、区、村长，"或为访察，或为介绍，或为引导"，以利于调查开展①。

第二，健全征集验方的制度，提高民间献方的积极性。

一方面，山西省政府让各县、区、村长宣传征集整理验方"发扬光大、济世活人"的意义；另一方面，由研究会制订了《审查征集验方规则》，建立奖励制度，给予献方者名誉或物质奖励。对于经审查合格的验方，根据"该方用意之巧拙，功效之迟速"，每方分别予以六等次的奖金。对不愿受现金报酬的献方者，也可以体现献方者著作名誉。第三、四集由于"其征集之方法与代价，迥不相同也"，所以"概述之资材，纯属珍拾于民间"，时逸人评价"比之坊间所售医方，固不可同日而语"。研究会在山西民间征集的同时，还通过《医学杂志》等刊物，在全国范围内号召主动向研究会投稿提供验方。许多近代中医名家如周小农、张锡纯、沈仲圭、陈莲峰、张沛南、傅仙坊等，都踊跃提供自己认可或试验有效的验方。

第三，建立科学的审查制度，对搜集到的验方进行审核。

时逸人，江苏无锡人，近代中医科学化代表人物之一，1928年在上海创设江左国医讲习所，1929年8月开始，先后被聘为中医改进研究会理事、常务理事（主持研究会日常

---

① 阎锡山. 阎会长征集验方函 [J]. 医学杂志，1936 (88)：2.

事务）。作为《审查征集验方》的审查和编撰主要负责人，时逸人为验方的审查进行了周密的制度设计。研究会制订了《审查验方办法》和《审定验方程式》，规定了审查的组织机构和人员分工，明确了审查的标准和原则，细化了审查的形式和流程。严密规范的制度，保证了审查结论的科学、统一。研究会成立了以时逸人为首，全体理事组成的征集验方审查委员会，陈宾卿、梁子和、米翰卿、薛复初、赵子忠、刘荫棠、阴庆元、刘伯翁一同负责初审；时逸人、田尔康负责修订工作。

第四，坚持"贱便验"的指导原则，保证所选验方的质量。

中医改进研究会确定，验方的适用对象"一是供家庭自疗之用；二是为仓促无医、亦无力延医者，检方自疗之备"[①]。时逸人认为，"验方之辑，以'贱便验'为主体"。因为"'贱'则价值甚廉，一般人易于购买；'便'则普通应用之物，俯拾即得；'应验'一层，尤关紧要，苟不足以资应用，则尘饭土羹，何裨实际？"他又举例："假使有一良方，而不便不贱，微论价值昂贵，非普通人之力所能办；若为世间稀有之物，虽出重价，亦有不易得者；即有之，亦不过作博物院中陈列品而已，又何贵乎有此方哉？"所以，审查委员会对"合于上列三项之条件，方足以名为'验方'"，"尚缺其一，则无足取"[②]，将"贱便验"这个既简单又苛

---

① 时逸人. 审查征集验方第六集序［M］.//中医改进研究会. 审查征集验方（第六集），太原：山西中医改进研究会，1937：2.
② 时逸人. 审查征集验方第二集序［J］. 医学杂志 1936（88）：4-6.

刻的条件视为准则,在验方的收录过程中一以贯之。

第五,《审查征集验方》重视症候的描述,方便读者对照使用。

时逸人认为:"中医之特长,在经验之独得;经验之表现,基于方药之成立;药之应用,以症候为准则。"① 所以,较以往验方简单罗列中药处方不同,《审查征集验方》特别重视症候的描述,和医药常识的宣贯。在各门之前,先将该病的症候,进行整体论述。在具体方药之下,又标以"审查意见",针对症候相应发挥,对病理、症候尽量采取浅显易懂的方式说明,希望让使用者了解"有某证可用,现某证则不可用",方便读者按图索骥,对照使用。在某种程度上,《验方》不失为一部中药"基本药物"集的雏形。

第六,编辑过程秉承了中西参衷和与时俱进的精神。

中医改进研究会秉持"参证西医科学""阐发中医真理"的研究态度。②《审查征集验方》6集的编纂,时间跨度达8年之久,目录中分科体例逐渐演变,反映出编辑者参照西医进行中医分科设置的思想变化过程。同时,在《验方》的很多方面,都体现出"参证西医"的态度。一是采用了许多西医疾病名称。二是在阐述疾病机理时直接借鉴了一部分西医明显较中医表述清晰、合理的观点。三是在审查分析的结论中,也有许多采取西医的说法。四是在补充治疗中,采

---

① 时逸人. 审查征集验方第六集序 [M].//中医改进研究会. 审查征集验方(第六集),太原:山西中医改进研究会,1937:2.
② 刘洋,张培富. 近代中医科学建制化之嚆矢 [J]. 科学技术哲学研究. 2016,33(3):96-99.

取了中西兼采的措施。这些一方面体现了中医改进研究会对西医兼容并蓄的开放心态，另一方面也有利于编撰者能够以更广阔的视野剖析验方的科学性。

第七，审查结论科学合理，便于使用。

《验方》根据方药的疗效、安全、合理性，将"审查结论"划分为四个层次：对于赞成的表述为"有效""可用""可资应用""能用"四种；对于可以试用的表述为"可以试验""尚待试用""或可见效"三种；对于持怀疑态度的有"尚待研究""存待试""是否有效，存待试""存疑待考"四种表述；对于完全否定的则有"殊属不妥""属谬误""不可"三种表述。这样，就将组成、效力各异的验方赋值分阶，便于患者根据情况选择使用。

由于《验方》的使用对象，主要是无医学常识者，安全可靠是审查阶段把握的重要原则，研究会特别注重方药的适应证、禁忌证与副作用的考量和注释。《验方》要求，所列方"虽不中病，绝不致延误"。除了在征集阶段要求详细记录"副作用"和"禁忌"两项内容外，在"审查意见"中，还对应注明："某证可用，即适应证；不可用，即禁忌证。"最后，为了确保安全，还要求"无医学常识之检方者，务照'审查意见'下所述是否符合，不可漫用"[1]。较其他方书不同，中肯严谨的审查结论，利于指导检方者使用，又尽可能减少验方的不良使用后果。

历来中医界视中医单方、民间验方甚至偏方为铃医、游

---

[1] 时逸人. 审查征集验方第六集序[M]. //中医改进研究会. 审查征集验方（第六集），太原：山西中医改进研究会，1937：2.

医谋生的手段，对其整理和研究都不太重视。近代山西另辟蹊径，通过行政途径进行人员组织，投入巨大资金，建立灵活的献方奖励制度和规范的征集办法，收集到大量确有疗效的民间验方、秘方。又从人员、制度、方法、原则等方面对审查工作合理安排，同时，"贱便验"和参照西医的原则，保证了验方整理和编撰的科学、严谨、实用，使这个传统中医的"下里巴人"焕发出应有的光芒。屠呦呦从《肘后备急方》中得到青蒿素提取灵感的故事，启示着当今的人们，对《审查征集验方》进行继续深入的挖掘和研究的意义。

编者有感于此，多方收罗，集齐全集《审查征集验方》，并经反复整理校对，付梓于世。在整理过程中，为方便现代读者的阅读习惯，将全部验方的分科、格式进行了统一，不合语义的字句进行了增删。同时为了最大限度地保留文献原貌，原书中《阎会长序》等文前文后内容照原样录排。

刘洋
2019 年春于并州

重编说明

1. 第一集以民国二十六年一月再版本为底本，以民国二十一年内部版为对校本，以民国二十二年九月初版为参校本。

第二集以民国二十五年六月再版本为底本，以民国二十三年二月初版为对校本。

第三集以民国二十四年二月初版为底本。

第四集以民国二十四年十月初版为底本。

第五集以民国二十五年五月初版为底本。

第六集以民国二十六年初版为底本。

2. 因时代局限，印刷原因，原书文字错误、缺失较多，本次编辑在收罗流失在国内民间及日本的两个版本10种原书的基础上，对相关内容进行了查遗补缺，对部分错误的观点、内容也进行了修改。

3. 由于原书整理出版的8年历程，恰逢"中西医汇通"阶段，疾病的分科也体现出中西医不断交融共冶的趋势。本书基本沿用原版目录进行分科，也给读者展示这样一个发展进程。第一集的分科体例按照传统中医，或症候分科，分为"中风门""胸腹门""外科""皮肤科""急救门""黄疸门""妇科""儿科""血症门""存疑类""感证"等14门。第二集分科体例有所调整，开始吸收了西医分科的方式，包括"调经""损伤""救急""花柳""耳鼻口齿喉咽""精神病""血症""肺病""感冒"等共26门。第三集开始，建立起规范的分科体例。总体上按照"内科""妇科""产科""小儿科""外科""皮肤科""花柳科""眼科""口齿科""耳鼻咽喉科""急救篇""杂集""补遗"分13科，在"内科"条目下，又按照西医疾病体系分为"呼吸器病""消化器病""神经系病"等10类。

4. 原书方药之下，标以"审查意见"，专在症候上发挥，有某证可用，现某证则不可用。根据方药的疗效、安全、合理性，"审查意见"划分为四个层次：对于赞成的表述为"有效""可用""可资应用""能用"四种；对于可以试用的表述为"可以试验""尚待试用""或可见效"三种；对于持怀疑态度的有"尚待研究""存待试""是否有效，存待试""存疑待考"四种表述；对于完全否定的则有"殊属不妥""属谬误""不可"三种表述，便于患者根据情况选择使用。有些验方缺审查意见，本次重编不做增补。

5. 本次重新编印，为符合现代人阅读习惯，在每方之下增加了"组成""用法"标题。由于原书是竖版，其中"上列于右""下列于左"等表述，改为"以上""以下"等表述。并将原书中的"按语""按"酌情修删。

6. 原书中部分验方后，注明了献方人姓名。本次重编，在该方之后，用括号标识。

7. 书中"钱二分""钱半""各两"等，意为该药分量为"一钱二分""一钱半""各一两"。

注　意

本书由来，珍拾民间。
经验中得，屈才丰渊。
从药刊出，卫生宝典。
家家必备，寿命绵延。
功超良相，效不可言。
医界诸君，能不争添？

目 录

审查征集验方第三集阎会长序 ·············· 1
中医改进研究会第三集审查征集验方序 ·············· 2
一、内科 ·············· 4
  （一）传染病 ·············· 4
    1. 疫疹 ·············· 4
      （1）清瘟败毒饮 ·············· 4
      （2）疫疹第二方 ·············· 4
    2. 痘疮 ·············· 5
      （1）保婴出痘方 ·············· 5
      （2）养正化毒汤 ·············· 5
    3. 麻疹 ·············· 5
      （1）黄连解毒汤 ·············· 5
      （2）化毒丹 ·············· 5
      （3）麻疹第三方 ·············· 6
      （4）麻疹第四方 ·············· 6
    4. 白喉 ·············· 6
      （1）除瘟化毒汤 ·············· 6
      （2）铁爪长匙散 ·············· 7
      （3）白填鸭散 ·············· 7
      （4）白喉第四方 ·············· 8
      （5）白喉第五方 ·············· 8
      （6）蒜片拔毒散 ·············· 8

- (7) 吹喉冰硼散 8
- (8) 吹喉凰衣散 9
- (9) 吹喉瓜霜散 9
- (10) 外治异功散 9
- (11) 白喉第十一方 10
- (12) 善后养正汤 10
- (13) 善后银花四君子汤 10
- (14) 养阴清肺汤 10

5. 霍乱 11
- (1) 定乱饮 11
- (2) 三合济生丸 11
- (3) 寸金丹 12
- (4) 解结理乱散 12
- (5) 回应丹 13

6. 疟疾 13
- (1) 截疟神效膏 13
- (2) 疟疾第二方 14
- (3) 疟疾第三方 14
- (4) 疟疾一针愈 14
- (5) 疟疾第五方 15
- (6) 贴脐截疟丸 15
- (7) 疟疾第七方 15

7. 痢疾 15
- (1) 痢疾第一方 15
- (2) 滑石芦根汤 16
- (3) 痢疾第三方 16
- (4) 痢疾第四方 16
- (5) 痢疾第五方 16

（6）痢疾第六方（刘述陶） …………………… 17
　　（7）芍药汤 ……………………………………… 17
　　（8）痢疾第八方 ………………………………… 17
　　（9）痢疾神效方 ………………………………… 18
　　（10）治痢妙方 ………………………………… 18
　　（11）痢疾散 …………………………………… 18
　　（12）痢疾第十二方 …………………………… 19
　　（13）八仙万应至宝丹 ………………………… 19
　　（14）痢疾第十四方 …………………………… 19
　　（15）泄湿导浊汤 ……………………………… 20
　　（16）清热化滞汤 ……………………………… 20
　　（17）理中加白芍熟军汤 ……………………… 20
　　（18）痢疾第十八方 …………………………… 21
　　（19）痢疾第十九方（陈同山） ……………… 21
　　（20）痢疾第二十方 …………………………… 21
　8. 丹毒（大头瘟） ………………………………… 21
　　（1）水仙膏 ……………………………………… 21
　　（2）丹毒第二方 ………………………………… 22
　9. 黄疸 ……………………………………………… 22
　　（1）黄疸第一方 ………………………………… 22
　　（2）黄疸第二方 ………………………………… 22
　　（3）黄疸第三方 ………………………………… 22
　10. 流行性耳下腺炎 ……………………………… 23
　　（1）痄腮第一方 ………………………………… 23
　　（2）痄腮第二方 ………………………………… 23
（二）时令病 ………………………………………… 23
　1. 伤寒 ……………………………………………… 23
　　（1）伤寒第一方 ………………………………… 23

（2）伤寒第二方 ·· 24
　　　（3）神白散 ·· 24
　　　（4）头痛立效煎 ·· 24
　　　（5）伤寒第五方 ·· 24
　　　（6）伤寒第六方 ·· 24
　2. 感冒 ··· 25
　　　（1）感冒第一方 ·· 25
　　　（2）参苏饮（王万琳） ································ 25
　　　（3）感冒第三方 ·· 25
　　　（4）加味升麻葛根汤 ·································· 25
　　　（5）感冒第五方 ·· 26
　　　（6）感冒第六方 ·· 26
　3. 伤暑 ··· 26
　　　（1）清暑益气汤（赵图南） ························· 26
　　　（2）枇杷解暑汤 ·· 26
　　　（3）清暑饮 ·· 26
　4. 风湿 ··· 27
　　　（1）升阳除湿汤 ·· 27
（三）呼吸器病 ··· 27
　1. 肺痨 ··· 27
　　　（1）肺痨灭菌散 ·· 27
　　　（2）瓜蒌汤 ·· 27
　　　（3）肺痨第三方 ·· 27
　　　（4）肺痨第四方 ·· 28
　　　（5）肺痨第五方 ·· 28
　　　（6）肺痨第六方（曲向塘） ························· 28
　　　（7）加减千金麦门冬汤（曲守中） ················ 29
　　　（8）加味异功散 ·· 29

2. 肺痈 ·· 29
    （1）肺痈第一方 ·· 29
    （2）肺痈第二方 ·· 29
    （3）鲤鱼汤 ·· 29

3. 咳血 ·· 30
    （1）咳血第一方 ·· 30
    （2）二地阿胶止血汤 ·· 30
    （3）咳血第三方 ·· 30
    （4）咳血第四方 ·· 31

4. 咳嗽 ·· 31
    （1）咳嗽第一方 ·· 31
    （2）止嗽神效汤（赵图南） ······································ 31
    （3）咳嗽第三方 ·· 31
    （4）蜜姜止嗽膏 ·· 32
    （5）咳嗽第五方 ·· 32
    （6）咳嗽第六方 ·· 32
    （7）咳嗽第七方 ·· 33
    （8）麻黄苍术汤 ·· 33

5. 痰饮 ·· 33
    （1）痰饮第一方 ·· 33
    （2）痰饮第二方 ·· 33
    （3）三圣散 ·· 34
    （4）消气化痰丸 ·· 34
    （5）痰饮第五方 ·· 34

6. 哮喘病 ··· 34
    （1）定喘白果汤 ·· 34
    （2）补阳益气汤 ·· 35
    （3）哮喘第三方 ·· 35

（4）苏子降气汤	35
（5）助气降痰汤	35
（6）三子养亲汤	36
（7）哮喘第七方	36
（8）补肺止喘丹	36
（9）哮喘第九方	36
（10）久喘神效汤	37
（11）秘制杏苏丸	37
（12）哮喘第十二方	37
（13）哮喘第十三方	37
（14）哮喘第十四方	37
（15）止喘烟	38
（16）哮喘第十六方	38
（17）哮喘第十七方	38
（18）哮喘第十八方	39
（19）哮喘第十九方（曲清齐）	39
（20）哮喘第二十方	39
（21）哮喘第二十一方	39
（22）神授气喘汤	40
（23）哮喘第二十三方	40
（24）滋液降火汤	40
（25）益气补肺汤	41
（26）哮喘第二十六方	41
（27）加减苏子降气汤	41
（28）定喘止嗽丸	41
（29）归气定喘汤	42
（30）哮喘第三十方	42
（31）哮喘第三十一方	42

- (32) 养阴定喘汤 …… 42
- (33) 哮喘第三十三方 …… 43
- (34) 哮喘第三十四方 …… 43
- (35) 沉香定喘丸 …… 43
- (36) 哮喘圣药 …… 43
- (37) 定喘三仙丹 …… 44
- (38) 定喘汤 …… 44
- (39) 哮喘第三十九 …… 44
- (40) 哮喘第四十方 …… 44
- (41) 控涎丹 …… 45
- (42) 除痰定喘丸 …… 45
- (43) 哮喘第四十三方 …… 45
- (44) 哮喘第四十四方 …… 45
- (45) 哮喘第四十五方 …… 46
- (46) 哮喘第四十六方 …… 46

(四) 消化器病 …… 46

1. 消化不良 …… 46
   - (1) 消化不良第一方 …… 46
   - (2) 参术健脾汤 …… 47
   - (3) 白雪膏 …… 47
   - (4) 消化不良第四方 …… 47
   - (5) 消化不良第五方 …… 47
   - (6) 消化不良第六方 …… 48

2. 呕吐 …… 48
   - (1) 呕吐第一方（曲向塘） …… 48
   - (2) 呕吐第二方 …… 48
   - (3) 呕吐第三方 …… 48
   - (4) 呕吐第四方 …… 49

（5）呕吐第五方 ………………………… 49
　　（6）清胃止呕汤 ………………………… 49
　　（7）解痧止呕汤 ………………………… 49
　　（8）呕吐第八方 ………………………… 49
　　（9）虎肚沉香散 ………………………… 50
3. 噎症 ……………………………………… 50
　　（1）噎症第一方（曲清斋）…………… 50
　　（2）旋赭解郁汤 ………………………… 50
4. 吐血 ……………………………………… 50
　　（1）吐血第一方 ………………………… 50
　　（2）吐血神效汤（赵图南）…………… 51
　　（3）止血神效汤 ………………………… 51
　　（4）吐血第四方 ………………………… 51
　　（5）吐血第五方 ………………………… 52
　　（6）吐血第六方 ………………………… 52
　　（7）茧膘白及丸 ………………………… 52
5. 胃痛 ……………………………………… 52
　　（1）胃痛第一方 ………………………… 52
　　（2）胃痛第二方 ………………………… 53
　　（3）香郁散 ……………………………… 53
　　（4）胃痛第四方 ………………………… 53
　　（5）胃痛第五方 ………………………… 54
　　（6）玄参乌药散 ………………………… 54
　　（7）胃痛第七方（赵图南）…………… 54
　　（8）二分金 ……………………………… 54
6. 胁痛 ……………………………………… 55
　　（1）胁痛第一方 ………………………… 55
　　（2）胁痛第二方 ………………………… 55

（3）左金丸 ………………………………… 55
7. 便秘 ……………………………………………… 55
　　（1）五仁汤 ………………………………… 55
　　（2）便秘第二方（曲向塘）……………… 56
　　（3）便秘第三方 …………………………… 56
　　（4）润字丸 ………………………………… 56
8. 泄泻 ……………………………………………… 56
　　（1）铁门闩 ………………………………… 56
　　（2）泄泻第二方 …………………………… 57
　　（3）四神丸 ………………………………… 57
　　（4）泄泻第四方 …………………………… 57
　　（5）中元丸 ………………………………… 58
　　（6）泄泻第六方 …………………………… 58
　　（7）泄泻第七方 …………………………… 58
　　（8）泄泻第八方 …………………………… 58
　　（9）泄泻第九方 …………………………… 59
　　（10）泄泻第十方 …………………………… 59
　　（11）止泻神效汤 …………………………… 59
　　（12）泄泻第十二方 ………………………… 59
9. 便血 ……………………………………………… 60
　　（1）神效止血汤 …………………………… 60
　　（2）便血第二方 …………………………… 60
　　（3）便血第三方 …………………………… 60
　　（4）便血第四方 …………………………… 60
　　（5）便血第五方 …………………………… 61
　　（6）便血第六方 …………………………… 61
　　（7）聚金丸 ………………………………… 61
　　（8）便血第八方 …………………………… 61

- (9) 紫参汤 …… 61
- (10) 槐花散 …… 62
- (11) 便血第十一方 …… 62
- (12) 便血第十二方 …… 62
- 10. 奔豚 …… 62
  - (1) 文奔豚丸 …… 62
  - (2) 武奔豚丸 …… 63
  - (3) 立止肾气汤 …… 63
- 11. 积聚 …… 63
  - (1) 化积膏 …… 63
  - (2) 积聚第二方 …… 64
  - (3) 祛风济生散 …… 64
  - (4) 积聚第四方 …… 64
  - (5) 三仙丹 …… 65
  - (6) 积聚第六方 …… 65
  - (7) 积聚第七方 …… 65
  - (8) 积聚第八方 …… 65
  - (9) 积聚第九方 …… 66
  - (10) 玉环来笑丹 …… 66
- 12. 疝气 …… 66
  - (1) 疝气第一方 …… 66
  - (2) 疝气第二方 …… 66
  - (3) 疝气第三方 …… 67
  - (4) 疝气第四方 …… 67
  - (5) 疝气第五方 …… 67
  - (6) 消疝逐瘀汤 …… 67
  - (7) 疝气第七方 …… 68
  - (8) 疝气第八方 …… 68

（9）橘红丸 …………………………………… 68
（10）疝气第十方 ……………………………… 68
（11）疝气第十一方 …………………………… 69

13. 寄生虫病 …………………………………… 69
（1）寄生虫病第一方 ………………………… 69
（2）寄生虫病第二方 ………………………… 69
（3）寄生虫病第三方 ………………………… 69
（4）寄生虫病第四方 ………………………… 70
（5）寄生虫病第五方 ………………………… 70
（6）加减四灵丸 ……………………………… 70
（7）寄生虫病第六方 ………………………… 70
（8）寄生虫病第八方 ………………………… 71

14. 气臌 …………………………………………… 71
（1）气臌第一方 ……………………………… 71
（2）秘传气臌饮 ……………………………… 71
（3）气臌第三方 ……………………………… 71
（4）气臌第四方 ……………………………… 72
（5）气臌第五方 ……………………………… 72
（6）气臌第六方 ……………………………… 72
（7）气臌第七方 ……………………………… 72
（8）气臌灵药 ………………………………… 73
（9）气臌第九方 ……………………………… 73
（10）气臌第十方 ……………………………… 73
（11）鸡屎白前汤 ……………………………… 73
（12）气臌第十二方 …………………………… 74

15. 虫臌 …………………………………………… 74
（1）虫臌第一方 ……………………………… 74
（2）虫臌第二方 ……………………………… 74

（3）虫臌第三方 …………………………… 74
　16. 腹胀 ………………………………………… 75
　　（1）叶氏宽鼓散 ………………………………… 75
　　（2）腹胀第二方 ………………………………… 75
　　（3）腹胀第三方 ………………………………… 75
　　（4）腹胀第四方 ………………………………… 75
　　（5）腹胀第五方 ………………………………… 76
（五）循环器病 ………………………………………… 76
　1. 瘀血 ………………………………………… 76
　　（1）瘀血第一方 ………………………………… 76
　　（2）血府逐瘀汤 ………………………………… 76
　　（3）膈下逐瘀汤（曲荣年）………………… 77
　2. 水肿 ………………………………………… 77
　　（1）水肿第一方 ………………………………… 77
　　（2）西瓜灰 …………………………………… 77
　　（3）水肿第三方 ………………………………… 78
　　（4）决壅汤 …………………………………… 78
　　（5）水肿第五方 ………………………………… 78
　　（6）水肿第六方 ………………………………… 79
　　（7）水肿第七方 ………………………………… 79
　　（8）水肿第八方 ………………………………… 79
　　（9）水肿第九方 ………………………………… 79
　　（10）水肿第十方 ……………………………… 79
　　（11）十枣汤 …………………………………… 80
　　（12）水肿第十二方 …………………………… 80
　　（13）水肿第十三方 …………………………… 80
　　（14）水肿第十四方 …………………………… 81
　　（15）水肿第十五方 …………………………… 81

(16) 水肿第十六方	81
(17) 加味十枣丸	82
(18) 神效雪肿汤	82
(19) 水肿第十九方	82
(20) 泄水定喘汤	82
(21) 水肿第二十一方	83
(22) 消胀丸	83
(23) 水肿第二十三方	83
(24) 水肿第二十四方	83
(25) 水肿第二十五方	84
(26) 水肿第二十六方	84
(27) 水肿第二十七方	84
(28) 水肿第二十八方	85
(29) 水肿第二十九方	85
(30) 水肿第三十方	85
(31) 水肿第三十一方	85
(32) 水肿第三十二方	85
(33) 水肿第三十三方	86
(34) 水肿第三十四方	86
(35) 水肿第三十五方	86
(36) 水肿第三十六方	86
(37) 水肿第三十七方	86
(38) 水肿第三十八方	87
(39) 水肿第三十九方	87
(40) 水肿第四十方	87
(41) 水肿第四十一方	87
(42) 水肿第四十二方	88
(43) 水肿第四十三方	88

(44) 水肿第四十四方……………………………… 88
(45) 实脾散…………………………………………… 88
(46) 水肿第四十六方……………………………… 89
(47) 阴水立愈煎…………………………………… 89
(48) 水肿第四十八方……………………………… 89
(49) 水肿第四十九方……………………………… 90
(50) 水肿第五十方………………………………… 90
(51) 水肿第五十一方……………………………… 90
(52) 水肿第五十二方……………………………… 90
(53) 水肿第五十三方……………………………… 90
(54) 水肿第五十四方……………………………… 91
(55) 秘传阳水煎…………………………………… 91
(56) 水肿第五十六方……………………………… 91
(57) 水肿第五十七方……………………………… 92
(58) 乌鱼汤………………………………………… 92
(59) 加减胃苓五皮汤……………………………… 92
(60) 泄水至神汤…………………………………… 92
(61) 水肿第六十一方……………………………… 93
(62) 筑堤防水汤…………………………………… 93
(63) 水肿第六十三方……………………………… 93
(64) 水肿第六十四方……………………………… 94
(65) 水肿第六十五方……………………………… 94
(66) 水肿第六十六方……………………………… 94
(67) 经验理中丸…………………………………… 94
(68) 水肿第六十八方……………………………… 95
(69) 水肿第六十九方……………………………… 95
(70) 水肿第七十方………………………………… 95
(71) 半边散………………………………………… 95

3. 血臌 ·· 96
  (1) 血臌第一方 ································ 96
  (2) 鲤鱼汤 ······································ 96
  (3) 血臌第二方 ································ 97
  (4) 血臌第四方 ································ 97
  (5) 血臌第五方 ································ 97
  (6) 解郁活络饮 ································ 97

(六) 神经系病 ·· 98
 1. 头痛 ·· 98
  (1) 头痛第一方 ································ 98
  (2) 日月饼 ······································ 98
  (3) 加味白芷汤 ································ 98
 2. 神经衰弱症 ···································· 99
  (1) 神经衰弱症第一方 ······················ 99
  (2) 神经衰弱症第二方 ······················ 99
  (3) 神经衰弱症第三方 ······················ 99
  (4) 神经衰弱症第四方 ···················· 100
  (5) 神经衰弱症第五方 ···················· 100
  (6) 神经衰弱症第六方 ···················· 100
  (7) 神经衰弱症第七方 ···················· 100
  (8) 神经衰弱症第八方（曲荣年） ········ 101
  (9) 新加酒沥汤 ······························ 101
 3. 失眠症 ·· 101
  (1) 失眠症第一方 ···························· 101
  (2) 失眠症第二方 ···························· 102
  (3) 失眠症第三方 ···························· 102
  (4) 失眠症第四方 ···························· 102
  (5) 失眠症第五方 ···························· 102

- 4. 怔忡症 …………………………………… 103
  - （1）怔忡症第一方 …………………… 103
  - （2）怔忡症第二方 …………………… 103
  - （3）怔忡症第三方 …………………… 103
- 5. 腰腿痛 …………………………………… 103
  - （1）疏风定痛汤 ……………………… 103
  - （2）利腰汤 …………………………… 104
  - （3）腰腿痛第三方 …………………… 104
  - （4）腰腿痛第四方 …………………… 104
  - （5）腰腿痛第五方 …………………… 105
  - （6）腰腿痛第六方 …………………… 105
  - （7）腰腿痛第七方 …………………… 105
  - （8）腰腿痛第八方 …………………… 105
  - （9）腰腿痛第九方 …………………… 106
  - （10）腰腿痛第十方 ………………… 106
  - （11）腰腿痛第十一方 ……………… 106
  - （12）腰腿痛第十二方 ……………… 107
  - （13）腰腿痛第十三方 ……………… 107
  - （14）神效腿疼膏 …………………… 107
  - （15）腰腿痛第十五方 ……………… 107
  - （16）腰腿痛第十六方 ……………… 108
  - （17）腰腿痛第十七方 ……………… 108
  - （18）腰腿痛第十八方 ……………… 108
  - （19）腰腿痛第十九方 ……………… 109
  - （20）忘疼汤 ………………………… 109
- 6. 神经痉挛 ………………………………… 109
  - （1）神经痉挛第一方 ………………… 109
  - （2）木耳丸 …………………………… 110

（3）神经痉挛第三方 …………………… 110
　　（4）神经痉挛第四方 …………………… 110
　　（5）神经痉挛第五方 …………………… 111
　　（6）归芍六君子汤加炮姜 ……………… 111
7. 瘫痪 ………………………………………… 111
　　（1）瘫痪第一方 ………………………… 111
　　（2）活络偏枯煎 ………………………… 111
　　（3）瘫痪第三方 ………………………… 112
　　（4）舒筋丸 ……………………………… 112
　　（5）瘫痪第五方 ………………………… 112
8. 风痫 ………………………………………… 113
　　（1）风痫第一方 ………………………… 113
　　（2）风痫第二方 ………………………… 113
　　（3）风痫第三方 ………………………… 113
　　（4）风痫第四方 ………………………… 113
　　（5）风痫第五方 ………………………… 114
　　（6）风痫第六方 ………………………… 114
　　（7）风痫第七方 ………………………… 114
9. 惊痫 ………………………………………… 115
　　（1）惊痫第一方 ………………………… 115
　　（2）惊痫第二方 ………………………… 115
　　（3）惊痫第三方 ………………………… 115
10. 痫症 ……………………………………… 115
　　（1）痫症第一方 ………………………… 115
　　（2）痫症第二方 ………………………… 116
　　（3）痫症第三方 ………………………… 116
　　（4）痫症第四方 ………………………… 117
　　（5）急救圣金散 ………………………… 117

（6）痫症第六方 …………………………… 117
　　（7）加味磁朱丸 …………………………… 117
　　（8）痫症第八方 …………………………… 118
　　（9）加减定痫神效丸 ……………………… 118
　　（10）痫症第十方 ………………………… 119
　　（11）痫症第十一方 ……………………… 119
　　（12）加味金箔镇心丸 …………………… 119
　　（13）柴胡加龙骨牡蛎汤 ………………… 120
　　（14）痫症第十四方 ……………………… 120
　　（15）痫症第十五方 ……………………… 120
　　（16）痫症第十六方 ……………………… 121
　　（17）清胆饮 ……………………………… 121
　　（18）痫症第十八方 ……………………… 121
　　（19）稀涎散 ……………………………… 121
　　（20）加减补中益气汤 …………………… 122
　11. 癫狂病 …………………………………… 122
　　（1）癫狂病第一方 ……………………… 122
　　（2）癫狂病第二方 ……………………… 122
　　（3）癫狂病第三方 ……………………… 123
　　（4）癫狂病第四方 ……………………… 123
（七）新陈代谢病 ……………………………… 123
　1. 糖尿病 …………………………………… 123
　　（1）糖尿病第一方 ……………………… 123
（八）运动器病 ………………………………… 124
　1. 痿症 ……………………………………… 124
　　（1）痿症第一方 ………………………… 124
　2. 痹症 ……………………………………… 124
　　（1）蘑菇丸 ……………………………… 124

（2）补血舒筋汤 …………………………… 124
　　（3）痹症第三方 …………………………… 125
　　（4）痹症第四方 …………………………… 125
　　（5）白藓皮散 ……………………………… 125
　　（6）痹症第六方 …………………………… 126
　　（7）痹症第七方 …………………………… 126
　　（8）痹症第八方 …………………………… 126
　　（9）痹症第九方 …………………………… 126
　　（10）痹症第十方 ………………………… 127
　　（11）痹症第十一方 ……………………… 127
（九）泌尿器病 …………………………………… 127
　1. 小便不通 …………………………………… 127
　　（1）小便不通第一方 ……………………… 127
　　（2）小便不通第二方 ……………………… 128
　　（3）小便不通第三方 ……………………… 128
　　（4）小便不通第四方 ……………………… 128
　　（5）小便不通第五方 ……………………… 128
　　（6）小便不通第六方 ……………………… 128
　2. 小便不禁 …………………………………… 129
　　（1）小便不禁第一方 ……………………… 129
　3. 尿淋 ………………………………………… 129
　　（1）茯苓泽泻汤 …………………………… 129
　4. 尿血 ………………………………………… 129
　　（1）尿血第一方 …………………………… 129
　5. 遗尿 ………………………………………… 129
　　（1）遗尿第一方 …………………………… 129
　　（2）遗尿第二方 …………………………… 130
（十）生殖器病 …………………………………… 130

1. 遗精 ·· 130
   （1）遗精第一方 ································ 130
   （2）遗精第二方 ································ 130
   （3）遗精第四方 ································ 131
   （4）遗精第四方 ································ 131
   （5）遗精第五方 ································ 131
   （6）遗精第六方 ································ 131
2. 缩阳证 ··· 132
   （1）缩阳证第一方 ····························· 132
   （2）三睾丸 ······································ 132
   （3）缩阳证第一方 ····························· 132
   （4）缩阳证第四方 ····························· 132

二、妇科 ·· 133

（一）月经 ··· 133
1. 月经第一方 ······································ 133
2. 白薇丸 ·· 133
3. 行气活血散 ······································ 134
4. 月经第四方 ······································ 134
5. 月经第四方 ······································ 134
6. 月经第六方 ······································ 134
7. 月经第七方 ······································ 135
8. 月经第八方 ······································ 135
9. 月经第九方 ······································ 135
10. 月经第十方 ····································· 136

（二）不孕症 ·· 136
1. 不孕症第一方 ··································· 136
2. 补血种玉汤 ······································ 136
3. 不孕症第三方 ··································· 137

4. 不孕症第四方 …………………………………… 137
5. 不孕症第五方 …………………………………… 137
6. 种子丸 …………………………………………… 138

(三) 白带 ……………………………………………… 138
1. 白带第一方 ……………………………………… 138
2. 白带第二方 ……………………………………… 138
3. 白带神效汤 ……………………………………… 139
4. 白带第四方 ……………………………………… 139
5. 白带第五方 ……………………………………… 139
6. 白带第六方 ……………………………………… 139
7. 白带第七方 ……………………………………… 140

(四) 赤带 ……………………………………………… 140
1. 生地白薇汤 ……………………………………… 140

(五) 血崩 ……………………………………………… 140
1. 血崩第一方 ……………………………………… 140
2. 血崩第二方 ……………………………………… 141
3. 血崩第三方 ……………………………………… 141
4. 血崩第四方 ……………………………………… 141
5. 地榆苦酒煎 ……………………………………… 141
6. 血崩第六方 ……………………………………… 142
7. 血崩第七方 ……………………………………… 142

(六) 干血痨 …………………………………………… 142
1. 神授丹 …………………………………………… 142
2. 干血痨第二方 …………………………………… 143
3. 干血痨第三方 …………………………………… 143
4. 干血痨第四方 …………………………………… 143
5. 干血痨第五方 …………………………………… 143

(七) 贫血 ……………………………………………… 144

1. 贫血第一方 ... 144
(八) 瘀血 ... 144
  1. 瘀血第一方 ... 144
  2. 桃奴散 ... 144
  3. 瘀血第三方 ... 145
(九) 腰腿痛 ... 145
  1. 舒筋丸 ... 145
  2. 木耳丸 ... 145
  3. 腰腿痛第三方 ... 145
(十) 腹痛 ... 146
  1. 加减开郁导气汤 ... 146
(十一) 呕吐 ... 146
  1. 呕吐第一方 ... 146
(十二) 阴挺 ... 146
  1. 阴挺第一方 ... 146
(十三) 阴痒 ... 147
  1. 蛇床槐实汤 ... 147

三、产科 ... 147
(一) 阴肿 ... 147
  1. 洗阴散 ... 147
(二) 产后泻 ... 147
  1. 产后泻第一方 ... 147
(三) 产后淋 ... 148
  1. 产后淋第一方 ... 148
(四) 产后呕吐 ... 148
  1. 产后呕吐第一方 ... 148
(五) 自汗 ... 148
  1. 自汗第一方 ... 148

  2. 自汗第二方 ··· 149
（六）乳病 ··· 149
  1. 乳病第一方 ··· 149
（七）产后喘 ··· 149
  1. 白圣散 ·· 149
  2. 补虚降火汤 ·· 149
（八）产后瘀血病 ·· 150
  1. 产后瘀血病第一方 ·· 150
  2. 产后瘀血病第二方 ·· 150
  3. 产后瘀血病第三方 ·· 150
  4. 产后瘀血病第四方 ·· 151
  5. 桂心丸 ·· 151
  6. 癸日丸 ·· 151
（九）浮肿 ··· 152
  1. 浮肿第一方 ··· 152
（十）难产 ··· 152
  1. 难产第一方 ··· 152
  2. 难产第二方 ··· 152
  3. 催生夺命丹 ·· 152
  4. 难产第四方 ··· 153
  5. 难产第五方 ··· 153
（十一）小产 ··· 153
  1. 小产第一方 ··· 153
  2. 保胎汤 ·· 153
  3. 小产第三方 ··· 154
（十二）衣不下 ·· 154
  1. 衣不下第一方 ·· 154
  2. 衣不下第二方 ·· 154

（十三）产后血 ·· 155
 1. 产后血第一方 ·· 155
 2. 清魂散 ·· 155
 3. 产后血第三方 ·· 155
（十四）产后风 ·· 156
 1. 产后风第一方 ·· 156
 2. 产后风第二方 ·· 156
 3. 产后风第三方 ·· 156
 4. 产后风第四方 ·· 157
 5. 产后风第五方 ·· 157
 6. 产后风第六方 ·· 157
 7. 产后风第七方 ·· 158
 8. 加味十全大补汤 ··· 158
 9. 产后风第九方 ·· 158
 10. 产后风第十方 ··· 160

四、小儿科 ·· 161
（一）急惊风 ·· 161
 1. 小儿急惊风第一方 ······································ 161
 2. 千金散 ·· 161
 3. 小儿急惊风第三方 ······································ 161
 4. 加味凉膈散 ·· 162
 5. 小儿急惊风第五方 ······································ 162
 6. 小儿急惊风第六方 ······································ 162
 7. 小儿急惊风第七方 ······································ 163
 8. 小儿急惊风第八方 ······································ 163
 9. 玉枢丹 ·· 163
 10. 小儿急惊风第十方 ···································· 164
 11. 小儿急惊风第十一方 ································· 164

12. 清肝镇痉煎 …………………………… 164
13. 小儿急惊风第十三方 ………………… 164
14. 小儿急惊风第十四方 ………………… 165
15. 沥汁饮 ………………………………… 165
16. 鼠肾惊丸 ……………………………… 165
17. 小儿急惊风第十七方 ………………… 165
18. 小儿急惊风第十八方 ………………… 166
19. 小儿惊风散 …………………………… 166
20. 小儿急惊风第二十方 ………………… 166
21. 保持散 ………………………………… 167
22. 太极丸 ………………………………… 167
23. 小儿急惊风第二十三方 ……………… 167
24. 小儿急惊风第二十四方 ……………… 167
25. 小儿急惊风第二十五方 ……………… 168
26. 复生散 ………………………………… 168
27. 小儿急惊风第二十七方 ……………… 168
28. 小儿急惊风第二十八方 ……………… 169
29. 小儿急惊风第二十九方 ……………… 169
30. 秘制保婴丹 …………………………… 169
31. 铁粉丸 ………………………………… 169
32. 小儿惊风散 …………………………… 170
33. 小儿急惊风第三十三方 ……………… 170
34. 小儿急惊风第三十四方 ……………… 170

(二) 慢风 …………………………………… 171
1. 小儿慢风第一方 ……………………… 171
2. 小儿慢风第二方 ……………………… 171
3. 小儿慢风第三方 ……………………… 171
4. 小儿慢风第四方 ……………………… 171

(三) 脐风 …………………………………… 172
　　1. 脐风灵散 ………………………………… 172
　　2. 小儿脐风第二方 ………………………… 172
　　3. 小儿脐风第三方 ………………………… 172
　　4. 小儿脐风第四方 ………………………… 173
　　5. 小儿脐风第五方 ………………………… 173
　　6. 小儿脐风第六方 ………………………… 173
　　7. 小儿脐风第七方 ………………………… 173
(四) 吐乳 …………………………………… 174
　　1. 小儿吐乳第一方 ………………………… 174
(五) 乳积 …………………………………… 174
　　1. 小儿乳积第一方 ………………………… 174
(六) 小儿无乳 ……………………………… 174
　　1. 八珍代乳膏 ……………………………… 174
(七) 虫积 …………………………………… 175
　　1. 消积杀虫丸 ……………………………… 175
　　2. 杀虫救儿汤 ……………………………… 175
　　3. 小儿虫积第三方 ………………………… 175
　　4. 小儿虫积第四方 ………………………… 175
(八) 疳疾 …………………………………… 176
　　1. 小儿疳疾第一方 ………………………… 176
　　2. 肥儿丸 …………………………………… 176
(九) 癖疾 …………………………………… 176
　　1. 小儿癖疾第一方 ………………………… 176
　　2. 抓癖膏 …………………………………… 177
　　3. 小儿癖疾第三方 ………………………… 177
　　4. 小儿癖疾第四方 ………………………… 177

五、外科 ·· 178
（一）痈 ·· 178
1. 痈第一方 ·· 178
2. 痈第二方 ·· 178
3. 痈第三方 ·· 178
4. 疮科神效丹 ··· 179
5. 痈第五方 ·· 179
6. 痈第六方 ·· 179
7. 无极化毒丹 ··· 179
8. 移毒丹 ··· 180
（二）肿疡 ·· 180
1. 托裹散 ··· 180
2. 疮疡内消汤 ··· 180
3. 肿疡第三方 ··· 181
4. 肿疡第四方 ··· 181
5. 肿疡第五方 ··· 181
6. 活络流气饮 ··· 181
（三）疡溃 ·· 182
1. 加味神效定痛散 ··································· 182
2. 疡溃第二方 ··· 182
3. 疡溃第三方 ··· 182
4. 疡溃第四方 ··· 182
5. 溃疡神效散 ··· 183
6. 疡溃第六方 ··· 183
7. 白灵生肌散 ··· 183
（四）脓疡 ·· 183
1. 开疮奇效方 ··· 183
（五）疖疮 ·· 184

1. 疖疮第一方 ······ 184
2. 疖疮第二方 ······ 184
3. 疔毒散 ······ 184
4. 飞龙夺命丹 ······ 184
5. 疖疮第五方 ······ 185
6. 千捶膏 ······ 185
7. 疖疮第七方 ······ 185
8. 马齿拔疔膏 ······ 186
9. 回疔丹 ······ 186
10. 疖疮第十方 ······ 186
11. 青银丸 ······ 186
12. 疖疮第十二方 ······ 187

（六）乳痈 ······ 187
1. 秘制乳痈神效汤 ······ 187
2. 和肝消痈汤。 ······ 188

（七）吹乳 ······ 188
1. 白膏药 ······ 188

（八）胯疽 ······ 188
1. 胯疽膏 ······ 188

（九）烂脚疮 ······ 189
1. 烂脚疮第一方 ······ 189
2. 烂脚疮第二方 ······ 189

（十）瘿瘤 ······ 189
1. 箍瘤膏 ······ 189

（十一）瘰疬 ······ 189
1. 瘰疬第一方 ······ 189
2. 瘰疬第二方 ······ 190
3. 四仙饮 ······ 190

4. 瘰疬第四方 ·················· 190
5. 瘰疬第五方 ·················· 190
6. 瘰疬第六方 ·················· 191
7. 瘰疬第七方 ·················· 191
8. 瘰疬第八方 ·················· 191
9. 瘰疬第九方 ·················· 191
10. 瘰疬第十方 ················· 192
11. 瘰疬神效膏 ················· 192
12. 瘰疬第十二方 ··············· 192
13. 瘰疬第十三方 ··············· 193
14. 瘰疬第十四方 ··············· 193
15. 瘰疬第十五方 ··············· 193
16. 瘰疬除根丸 ················· 193

(十二) 痔核 ····················· 194
1. 痔核第一方 ··················· 194
2. 痔核第二方 ··················· 194
3. 痔核第三方 ··················· 194
4. 痔核第四方 ··················· 195
5. 洗痔液 ······················· 195
6. 痔核第六方 ··················· 195
7. 痔核第七方 ··················· 196
8. 痔核第八方 ··················· 196
9. 痔核第九方 ··················· 196
10. 文痔漏丸 ···················· 196
11. 武痔漏丸 ···················· 197
12. 痔核第十二方 ················ 197

(十三) 痔瘘 ····················· 197
1. 痔瘘第一方 ··················· 197

2. 胡连闭管丸 …… 198
3. 痔瘘第三方 …… 198
4. 槐角汤 …… 198
5. 痔瘘第四方 …… 198

(十四) 血痔 …… 198
1. 血痔第一方 …… 198
2. 血痔第二方 …… 199
3. 血痔第三方 …… 199
4. 血痔第四方 …… 199
5. 脏连丸 …… 200
6. 血痔第六方 …… 200
7. 血痔第七方 …… 200
8. 血痔第八方 …… 200
9. 血痔第九方 …… 201
10. 血痔第十方 …… 201

(十五) 虫漏 …… 201
1. 虫漏第一方 …… 201

(十六) 跌仆伤 …… 201
1. 接骨散 …… 201
2. 接骨膏 …… 202
3. 跌仆伤第三方 …… 202
4. 跌仆伤第四方 …… 202
5. 栀子劳糟软膏 …… 202
6. 跌仆伤第六方 …… 203
7. 跌仆伤第七方 …… 203
8. 跌仆伤第八方 …… 203
9. 胜金丹 …… 204
10. 跌仆伤第十方 …… 204

11. 定痛散 ································· 204
(十七) 骨折 ··································· 205
  1. 骨折第一方 ····························· 205
  2. 骨折第二方 ····························· 205
  3. 骨折第三方 ····························· 205
  4. 骨折第四方 ····························· 205
  5. 骨折第五方 ····························· 206
  6. 骨折第六方 ····························· 206
  7. 骨折第七方 ····························· 206
  8. 骨折第八方 ····························· 207
  9. 骨折第九方 ····························· 207
  10. 骨折第十方 ···························· 207
  11. 骨折第十一方 ·························· 207

六、皮肤科 ···································· 208
(一) 疥疮 ····································· 208
  1. 疥疮第一方 ····························· 208
  2. 神效无忧散 ····························· 208
  3. 疥疮第三方 ····························· 208
  4. 疥疮第四方 ····························· 209
  5. 疥疮第五方 ····························· 209
  6. 疥疮第六方 ····························· 209
  7. 疥疮第七方 ····························· 209
  8. 疥疮第八方 ····························· 210
  9. 疥疮第九方 ····························· 210
(二) 癣 ······································· 210
  1. 癣第一方 ······························· 210
  2. 癣第二方 ······························· 210
  3. 癣第三方 ······························· 211

4. 癣第四方 …………………………………… 211
5. 疥癣除根油 …………………………………… 211
6. 癣第六方 …………………………………… 211
7. 癣第七方 …………………………………… 212

(三) 癜风 …………………………………… 212
1. 癜风第一方 …………………………………… 212

(四) 黄水疮 …………………………………… 212
1. 黄水疮第一方 …………………………………… 212
2. 黄水疮第二方 …………………………………… 212
3. 黄水疮第三方 …………………………………… 213
4. 黄水疮第四方 …………………………………… 213
5. 黄水疮第五方 …………………………………… 213
6. 黄水疮第六方 …………………………………… 213
7. 黄水疮第七方 …………………………………… 214

(五) 血风疮 …………………………………… 214
1. 血风疮第一方 …………………………………… 214

(六) 麻风 …………………………………… 214
1. 麻风第一方 …………………………………… 214
2. 擦癞三日一扫光 …………………………………… 215

(七) 风疹 …………………………………… 215
1. 风疹第一方 …………………………………… 215
2. 地肤皮草汤 …………………………………… 215
3. 风疹第三方 …………………………………… 215
4. 风疹第四方 …………………………………… 216
5. 苦参皂角丸 …………………………………… 216

(八) 臁疮 …………………………………… 216
1. 五味纸夹膏 …………………………………… 216
2. 臁疮第二方 …………………………………… 216

目录

  3. 臁疮第三方 …………………………………… 217
  4. 臁疮第四方 …………………………………… 217
  5. 臁疮第五方 …………………………………… 217
  6. 臁疮第六方 …………………………………… 217
  7. 臁疮一笑散 …………………………………… 218
  8. 疥疮神效膏 …………………………………… 218
 (九) 白瘖 ……………………………………………… 218
  1. 白瘖第一方 …………………………………… 218
 (十) 汗癍 ……………………………………………… 219
  1. 汗癍第一方 …………………………………… 219
 (十一) 小疖 …………………………………………… 219
  1. 小疖第一方 …………………………………… 219
 (十二) 鸡眼 …………………………………………… 219
  1. 鸡眼第一方 …………………………………… 219
 (十三) 瘊子 …………………………………………… 219
  1. 瘊子第一方 …………………………………… 219
 (十四) 阴虱 …………………………………………… 220
  1. 阴虱第一方 …………………………………… 220
  2. 阴虱第二方 …………………………………… 220
  3. 阴虱第三方 …………………………………… 220
 (十五) 阴痒 …………………………………………… 220
  1. 阴痒第一方 …………………………………… 220
  2. 牡矾丹 ………………………………………… 221
  3. 阴痒第三方 …………………………………… 221
 (十六) 足部湿气 ……………………………………… 221
  1. 足部湿气第一方 ……………………………… 221
  2. 足部湿气第二方 ……………………………… 221
  3. 足部湿气第三方 ……………………………… 221

4. 足部湿气第四方 …………………………………… 222
5. 足部湿气第五方 …………………………………… 222

七、花柳科 ……………………………………………… 223

(一) 梅毒 ……………………………………………… 223

1. 梅毒第一方 ………………………………………… 223
2. 暗疮特效散 ………………………………………… 223
3. 梅毒第三方 ………………………………………… 223
4. 梅毒第四方 ………………………………………… 224
5. 梅毒第五方 ………………………………………… 224
6. 梅毒第六方 ………………………………………… 225
7. 梅毒第七方 ………………………………………… 225
8. 驱梅丹 ……………………………………………… 225
9. 梅毒第九方 ………………………………………… 226
10. 三奇汤 …………………………………………… 226
11. 梅毒第十一方 …………………………………… 226
12. 梅毒第十二方 …………………………………… 227
13. 十味谈斋汤 ……………………………………… 227
14. 梅毒第十四方 …………………………………… 227
15. 梅毒第十五方 …………………………………… 228
16. 梅毒第十六方 …………………………………… 228
17. 珠黄化毒散 ……………………………………… 228

(二) 淋病 ……………………………………………… 228

1. 淋病第一方 ………………………………………… 228
2. 淋病第二方 ………………………………………… 229
3. 淋病第三方 ………………………………………… 229
4. 淋病第四方 ………………………………………… 229
5. 淋病第五方 ………………………………………… 229
6. 淋病第六方 ………………………………………… 229

7. 地肤子汤 ………………………………………… 230
8. 淋病第八方 ……………………………………… 230

八、眼科 …………………………………………… 231

（一）眼赤痛 ……………………………………… 231
1. 没药散 …………………………………………… 231
2. 眼赤痛第二方 …………………………………… 231
3. 眼赤痛第三方 …………………………………… 231
4. 眼赤痛第四方 …………………………………… 232
5. 三矾水（有硼酸狭俄宁皓矾水之功用）………… 232
6. 眼赤痛第六方 …………………………………… 232
7. 眼赤痛第七方 …………………………………… 233
8. 眼赤痛第八方 …………………………………… 233
9. 梅片洗目散 ……………………………………… 233
10. 加减四物汤 …………………………………… 233
11. 菊花上清汤 …………………………………… 234
12. 眼赤痛第十二方 ……………………………… 234
13. 退红散 ………………………………………… 234
14. 眼赤痛第十四方 ……………………………… 235

（二）眼翳 ………………………………………… 235
1. 上泉液 …………………………………………… 235
2. 眼翳第二方 ……………………………………… 235
3. 眼翳第三方 ……………………………………… 236

（三）眼昏 ………………………………………… 236
1. 羊肝丸 …………………………………………… 236
2. 眼昏第二方 ……………………………………… 236

九、口齿科 ………………………………………… 237

（一）口腔病 ……………………………………… 237
1. 口疮 ……………………………………………… 237

- (1) 口疮第一方 …… 237
- (2) 口疮第二方 …… 237
- (3) 参黄散 …… 237
- (4) 口疮第四方 …… 237
- (5) 口疮第五方 …… 238
- (6) 口疮第六方 …… 238
- (7) 口疮第七方 …… 238
- 2. 流涎症 …… 238
  - (1) 流涎症第一方 …… 238
- (二) 齿病 …… 239
  - 1. 齿痛 …… 239
    - (1) 齿痛第一方 …… 239
    - (2) 齿痛第二方 …… 239
    - (3) 齿痛第三方 …… 239
    - (4) 齿痛第四方 …… 239
    - (5) 石膏细辛散 …… 240
    - (6) 齿痛第六方 …… 240
    - (7) 齿痛第七方 …… 240
  - 2. 蛀齿 …… 240
    - (1) 蛀齿第一方 …… 240
    - (2) 蛀齿第二方 …… 241
    - (3) 蛀齿第三方 …… 241
  - 3. 齿衄 …… 241
    - (1) 齿衄第一方 …… 241
    - (2) 齿衄第二方 …… 241
    - (3) 齿衄第三方 …… 242
- 十、耳鼻咽喉科 …… 243
  - (一) 耳病 …… 243

1. 耳烂 ······ 243
   (1) 吹耳神效散 ······ 243
2. 耳肿 ······ 243
   (1) 耳肿第一方 ······ 243
   (2) 耳肿第二方 ······ 243
   (3) 耳肿第三方 ······ 243
3. 聤耳 ······ 244
   (1) 聤耳第一方 ······ 244
4. 耳聋 ······ 244
   (1) 耳聋第一方 ······ 244
   (2) 耳聋第二方 ······ 244
   (3) 耳聋第三方 ······ 245
   (4) 聤耳一枝葱 ······ 245

(二) 鼻病 ······ 245
1. 衄血 ······ 245
   (1) 衄血第一方 ······ 245
   (2) 衄血第二方 ······ 245

(三) 咽喉病 ······ 246
1. 咽喉肿痛 ······ 246
   (1) 咽喉肿痛第一方 ······ 246
   (2) 咽喉肿痛第二方 ······ 246
   (3) 咽喉肿痛第三方 ······ 247
   (4) 蛤蟆拔毒膏 ······ 247
   (5) 咽喉肿痛第五方 ······ 247
   (6) 罗浮仙草霜 ······ 247
   (7) 咽喉肿痛第七方 ······ 248
   (8) 清热化毒汤 ······ 248
   (9) 咽喉肿痛第九方 ······ 248

- (10) 咽喉肿痛第十方 ············· 248
- (11) 咽喉肿痛第十一方 ············ 249
- (12) 咽喉肿痛第十二方 ············ 249
- (13) 咽喉肿痛第十三方 ············ 249
- (14) 翘胡汤 ··················· 249
- (15) 咽喉肿痛第十五方 ············ 250
- (16) 大连翘饮 ················· 250
- (17) 咽喉肿痛第十七方 ············ 250
- (18) 咽喉肿痛第十八方 ············ 251

十一、急救篇 ····················· 252
(一) 创伤 ······················ 252
1. 创伤第一方 ·················· 252
2. 止痛生肌散 ·················· 252
3. 如圣金刀散 ·················· 252
4. 止血散 ····················· 252
5. 太乙膏 ····················· 253
6. 创伤第六方 ·················· 253
7. 创伤第七方 ·················· 253
8. 桃花散 ····················· 253

(二) 汤火伤 ····················· 254
1. 清凉软膏 ···················· 254
2. 汤火伤第二方 ················· 254
3. 汤火伤第三方 ················· 255
4. 逐火煎 ····················· 255
5. 汤火伤第五方 ················· 255

(三) 虫螫伤 ····················· 255
1. 虫螫伤第一方 ················· 255
2. 虫螫伤第二方 ················· 255

（四）昆虫入耳 ·········· 256
  1. 昆虫入耳第一方 ·········· 256
（五）疯狗咬伤 ·········· 256
  1. 疯狗咬伤第一方 ·········· 256
  2. 斑蝥散 ·········· 256
（六）鸦片中毒 ·········· 256
  1. 救急丹 ·········· 256
  2. 鸦片中毒第二方 ·········· 257
  3. 鸦片中毒第三方 ·········· 257
（七）窒息 ·········· 257
  1. 窒息第一方 ·········· 257
  2. 回生第一仙丹 ·········· 257
（八）吞钉 ·········· 258
  1. 吞钉第一方 ·········· 258
（九）金刀不出 ·········· 259
  1. 金刀不出第一方 ·········· 259
（十）吞食生米 ·········· 259
  1. 吞食生米第一方 ·········· 259
  2. 吞食生米第二方 ·········· 259

十二、杂集 ·········· 260
（一）辟谷 ·········· 260
  1. 辟谷第一方 ·········· 260
（二）戒烟 ·········· 260
  1. 戒烟第一方 ·········· 260

十三、补遗 ·········· 261
（一）呼吸器病 ·········· 261
  （1）呼吸器病第一方 ·········· 261
（二）消化器病 ·········· 261

1. 噎症 ·· 261
   (1) 噎症第一方 ······························ 261
   (2) 噎症第二方 ······························ 261
2. 胃痛 ·· 261
   (1) 胃痛第一方 ······························ 261
3. 便秘 ·· 262
   (1) 便秘第一方 ······························ 262
   (2) 便秘第二方 ······························ 262
   (3) 郁李润下汤 ······························ 262
4. 牙痛 ·· 262
   (1) 牙痛第一方 ······························ 262
   (2) 牙痛第二方 ······························ 262

第三集审查征集验方范国义跋 ············· 263

跋 ·· 265

审查征集验方第三集阎会长序

是书第一、二集，已付梓印行。于第二集序中，述及搜集验方之用意经过，并中医改进研究会审查之方式。兹者第三集亦已脱稿，请弁一言以为序。余意吾国历史垂数千年，其间行医之家，积世而深求之。或以理悟，或以验证，得妙方以活人者，即如第一、二两集，以及于此。仅晋地一省之所集，其为数已有可观。而其间随时淹没散失者，尚不知凡几。于以知吾国之病者，死于奇疾异症，而无所施其医治之方者，故为可惜。而死于妙方之不能保存，本可医治而不及医治者，为尤可惜也。愿我会中同人，深体此意，广为搜集，慎重审查，既以为保存妙方之助，且以为活莫治病之人之计。由三集、而四集、而五集，以至于无穷已。使举世之人，前有病而莫医，今有疾即可以除。是不但为吾会之光荣，抑亦为吾会同人之功德也。诸君其勉励为之，即以是为之序。

　　　　　　　　　　　　　　　　　　五台　阎锡山

中医改进研究会第三集
审查征集验方序

　　医者之工作在治病，良方之价值在应症。苟欲广集多数应症之良方，刊成临床之宝筏，以资按图索骥之用，必须凑合多数医家之结晶，与散落乡间之秘方。更与以相当之代价（或名誉或奖金）使之慨解锦囊，或掬珍自谢不为功。此下走之素衷，亦我阎会长之钧旨也。

　　会长本仁民爱物之怀，力求中医之改进，不遗余力，无待讳言。今夏更电招下走等商讨改进中医之周密计划，至为详确。更饬令会中悬奖征集，暨委派专员分赴各县、区、村征集民间秘方、验方。下走为慎重其事，曾谆谆告诫各该派员等，必须苦口婆心、多方劝导，并告以奖格、名誉、金钱，由投稿者自择。使人民了解我会长伟大之博爱精神，与中医之生灭与国家之关系，至重且大。尚幸颇不付托，所获得者，为数至巨。然其间杂乱无章。先由审查组专员张生文元、李生澍桢等详加审查。暨分列门类，区划系统，增加意见。更经审查委员会（系本会全体理事所组织，专做审查工作）重行究正而抉择之。最后下走再行修正。分别等级，或与以名誉、或与以金钱，皆依照投稿者之原意处理之。至于审查目标，仍依照本会从前规定《审查验方之方法》（讹者正之，缺者补之；方意不明者补充之，主治不确者增定之，其主治药方不全，无法订正者，则存疑以待，不敢以私意妄加评判也）鉴定之。是该书之资材，纯系珍拾于民间，奖得诸医家。比之坊间所售之通行医方，故不可同日而语。即本会前此出版之一、二两集《验方》，其征集之方法与代价亦迥不相同矣。惟知一管所见，殊不足以发挥中医验方之精与之底蕴，尚祈医界同人贤哲近而教之。

  民国二十四年一月廿日时逸人氏敬序于中医改进研究会之理事室

一、内科

（一）传染病

按：传染病，据近代医家之考察，属于内科领域以内者，已有二十余种之多。本篇所选各方，共六十一首。但如以病类分之，仅有十种，尚不及前数之半，挂一漏万，殆为不可掩讳之事实。读者欲窥全豹，请参考本会之《中国急性传染病学》，互相对勘，当能获益不浅也。

1. 疫疹

（1）清瘟败毒饮

主治：时行瘟疫，身发斑疹。

组成：生石膏二两，生地八钱，黄连四钱，犀角三钱，山栀三钱，连翘三钱，桔梗三钱，黄芩三钱，知母三钱，赤芍三钱，丹皮三钱，元参三钱，竹叶三钱，粉草三钱。

加减法：有斑疹，加大青叶三钱，加升麻引毒外透，服一二剂后则去之。前药共煎，大剂盅半，中剂八分，小剂六分，早晚空心服。

【审查意见】此余师原方，有清热解毒之功。对于疫疹发热、口渴、面赤、神昏、脉洪数有力者，当能取效。

（2）疫疹第二方

主治：瘟病发疹，头晕目眩，身热骨蒸。

组成：酒黄芩，连翘，地骨皮，栀子。

加减法：阳明有实症加酒大黄，有热症加石膏，有斑疹者，加犀角、地黄。

用法：水煎服。

【审查意见】清凉剂，表解者可用。

2. 痘疮

（1）保婴出痘方

主治：小儿痘疮。

组成：金银花一钱，西红花一钱，制桃仁一钱，荆芥穗钱半，赤芍片二钱，全当归二钱，怀生地二钱，粉甘草五分。

加减法：如小儿先天毒重者，可倍加金银花。

用法：上药八味，用清水二茶盅，煎至一黄酒盅，再用小儿本身落下脐带，二三寸，炭火瓦上焙干存性（忌用煤火），研极细末，冲入药中。仅日内，陆续与小儿服完。

【审查意见】痘疮见点期，此方可用，芥穗宜炒。

（2）养正化毒汤

主治：痘疮灰白下陷，倦怠少气。

组成：潞参一钱，黄芪一钱，全当归钱半，炙草五分，红花二钱，肉桂五分，炒甲珠钱半，炒川芎一钱，广木香五分。

用法：水煎服。

【审查意见】温补气血，虚寒证有效。

3. 麻疹

（1）黄连解毒汤

主治：麻疹后夜热、面红、神倦、嗜卧。

组成：黄连，生地，当归，赤白芍，黄芩，木通，鳖甲，柴胡，银花，连翘，麦门冬，丹皮，人中黄，犀角。

用法：研，另末冲，分量随时酌定。另服化毒丹。煎汤，午后服。

加减法：如多蚊处，加夜明砂五钱。

（2）化毒丹

主治：小儿麻疹后，余毒未清。

组成：上犀角一分，人中黄八分，鹤青珠三分，青果灰五分，明琥珀七分，灯芯灰二分，真川贝三钱，柿霜一钱。

用法：上药共研细末，匀十六服，各包。每清晨服一包。金银花煎汤送下，加蜜少许亦佳。

【审查意见】以上二方，皆系清凉解毒剂，实热证可用。若虚寒症浮阳外散，自觉发热有误，服之则危险至极，祸不旋踵矣，慎之。

(3) 麻疹第三方

主治：麻疹热毒盛者。

组成：上犀角五分，生地钱半，丹皮一钱，栀子一钱，大青钱半，紫草八分，蝉蜕五分，龙胆草一钱，石膏二钱。

用法：煎服。

【审查意见】此系古方，有消疹解毒、清热、凉血之效。

(4) 麻疹第四方

主治：麻疹，身热、口渴、脉象弦数、目赤、便闭、神烦舌绛。

组成：犀角五分，大黄一钱，石膏二钱，玄参一钱，细生地钱半，青黛一钱，丹皮一钱，赤芍八分，玄明粉一钱。

用法：水煎顿服。

【审查意见】有凉血、清热、通便之效，可用。

4. 白喉

(1) 除瘟化毒汤

主治：白喉初起，症象轻浅。

组成：粉葛根二钱，金银花二钱，杷叶钱半（去毛，蜜炙），薄荷五分，生地二钱，冬桑葚二钱，小木通八分，竹叶一钱，贝母二钱（去心），生甘草八分。

用法：水煎服。

加减法：如大便秘者，加瓜蒌二钱，郁李仁二钱；胸下

一、内科

胀闷者，加炒枳壳钱半，炒麦芽二钱；小便短赤者，加车前子三钱，灯心一钱。

【审查意见】通行方，初起有表证，热多寒少者，可用。

（2）铁爪长匙散

主治：白喉症。

用法：木工用旧铁钻头上铁（须乘转动极热时刮下，否则不灵）一厘，药珠二厘，壮男指甲炭三厘，三味同研。再用郁金二分，雄黄二分，硼砂三厘，三味同研。以瓷瓶封存，临用时取出（分量平均）拌匀。合研极细，吹于患者喉间。惟非喉症肿闭极危时，勿遽用。以其药性猛烈故也。

【审查意见】此方功能清热解毒，可备应用。

（3）白填鸭散

主治：白喉奇险时，百药罔效。

用法：用纯白公鸭一只，自霜降日起，每日用麸面和蜗牛、地龙、柿霜、瓜蒌霜、古钱醋煅为末，各等分。（计麸面七成、药三成）捏成小团，卯酉时，各填十二个，关闭笼内，不使多走，所遗之粪，另以一器收好。至小雪日交节之时，宰取喉头骨，连喉管、肺管及肺（宰时，以刀刺腹，勿割其喉，忌水）置瓦上焙干，为炭，存性。另以一月内所遗鸭粪，用清水漂出垢，澄去土，至净为度。带水研至极细，澄定。沥去水，亦置瓦上焙干为炭，存性。与前炭合一处，共研极细末。加蜗牛焙黄四十九个，用旧寿州烟斗口门七个（用凸起处一圈，馀勿用）洗净，烟渍火上微烘，二物同研极细，再与两炭合研拌匀。瓷瓶封固。置低潮处，以去火气，临用时，再加入冰片、硼砂、人指甲（煅黄）、人中白、鸭嘴、胆矾五种细末各少许，和匀，吹喉内患处。

【审查意见】此方即不用鸭，但用硼砂等药，亦能取效，惟加鸭用，能否增加效力，尚待研究。

(4) 白喉第四方

主治：白喉喉部发白，难下饮食。（赵郁文）

组成：元参五钱，寸冬五钱，丹皮三钱，生地五钱，花粉三钱，生白芍四钱，桑皮三钱。用法：上药水煎，每隔二小时，温服一次，连服五次。

【审查意见】此方清燥凉血，再加疏解推积之品，如酒军、薄荷之类可也。

(5) 白喉第五方

主治：白喉症，痰涎壅塞。

组成：巴豆霜、皂角末、冰片各少许。

用法：上药研细末，卷入火纸中熏之，少顷，痰下，肿消，大便黑粪，即可全治。

【审查意见】此方痰盛而障碍呼吸者可用，肿痛剧烈者，切勿浪施。

(6) 蒜片拔毒散

主治：白喉症肿痛难忍者。

用法：用老蒜一瓣（独头者更佳）捣如泥，以豌豆大，敷经渠穴（大指伸直，近手腕寸脉后，有窝处即是），男左女右，用瓦楞子或小蚌壳盖上，扎住，过五六时，起一水泡，用银针挑破，揩去毒水，即可减轻病症。

【审查意见】普通吊炎法，轻症有效。

(7) 吹喉冰硼散

主治：白喉症。

组成：冰片三分，硼砂一钱，胆矾五分，灯芯灰钱半。

用法：上药共研细末，用少许，吹入喉中，吐出痰涎，数次即愈。

【审查意见】喉症专药，可用。

（8）吹喉凰衣散

主治：白喉肿痛者。

组成：青果炭二钱，黄柏一钱，川贝母一钱（去心），冰片五分，儿茶一钱，薄荷叶一钱，凤凰衣（即初生小鸡蛋壳内衣）五分。

用法：上药各研细末，再入乳钵内，加冰片再研，和匀。按症轻重，酌量用药，吹入喉中。

【审查意见】通行方，可用。

（9）吹喉瓜霜散

主治：白喉。

组成：西瓜霜二钱，上辰砂四分，上冰片二分，人中白二分（煅），明雄黄四厘。

用法：上药各研细末，再入乳钵内，和匀，研至极细为度，吹入患部。

【审查意见】此方功能清凉、解毒、防腐、杀菌，白喉可用。

（10）外治异功散

主治：喉症肿痛。

组成：斑蝥四分，真血竭六分，制乳香六分，制没药六分（去油），上麝香六分，全蝎六分，大元参六分，上梅片二分。

用法：斑蝥去头、翅、足，糯米拌炒，以米色微黄为度，去糯米。除血竭外，合诸药共研细末，另研血竭拌匀，置入瓷瓶收贮，勿令泄气（凡验血竭真伪，以少许磨指甲上，以红透指甲者，方可认为真的，若与诸药同研，则血竭飞去，故须另研）。凡遇喉症肿痛，以此散捏成黄豆大一小粒，置小张膏药上，左肿贴左，右肿贴右。左右俱肿，俱贴，均在结喉旁边软处。经五六时，即揭去膏药，现有水泡，用银针将泡刺破，揩去毒水即愈。

【审查意见】此系古方，以知吊炎，可使喉症减轻。

(11) 白喉第十一方

主治：白喉症，喉痛发白色，兼身热、口渴、脉洪数者。

组成：西瓜霜五分，飞朱砂五分，梅花片三分，人中白五分（煅），西牛黄三分，雄精五钱。

用法：上药研细末，瓷瓶收贮，频吹喉内白点上，每次五分许。

【审查意见】此治白喉专剂，可用。

(12) 善后养正汤

主治：白喉愈后，余毒未清。

组成：生玉竹五钱，生地黄三钱，熟地黄四钱，花粉二钱，怀山药四钱，茯苓二钱，制首乌两钱，麦门冬二钱（去心），白芍二钱，女贞子三钱，当归三钱，炙甘草一钱。

注：当归辛温，似余毒退尽方可服。

用法：煎服，每日一剂。

【审查意见】此系普通方，有滋阴清热健脾之效。

(13) 善后银花四君子汤

主治：白喉愈后，脾胃虚弱。

组成：台党参五钱，制于术四钱，生首乌四钱，金银花二钱，炙甘草一钱。

用法：煎服。

【审查意见】此方功能补气、健脾、清热解毒、可资应用。

(14) 养阴清肺汤

主治：白喉余毒未尽，口干舌燥者。

组成：大生地一两，麦冬六钱（去心），白芍四钱

（炒），薄荷二钱五分，元参八钱，丹皮四钱，贝母四钱（去心），生甘草二钱。

用法：水煎服。

加减法：如喉间肿甚者，加煅石膏四钱；大便燥结，数日不通者，加清宁丸二钱，元明粉二钱；胸下胀闷者，加神曲二钱，焦楂二钱；小便短赤者，加木通一钱，泽泻二钱，知母二钱；燥渴者，加天冬三钱，马兜铃三钱；面赤身热或舌苔黄色者，加银花四钱，连翘二钱。

【审查意见】此方有清热滋液之功，应用于白喉末期，阴虚火盛，口干舌燥者，确效。

5. 霍乱

（1）定乱饮

主治：干霍乱（又名热霍乱，亦名绞肠痧）。

组成：枯白矾五分（研末），地浆，滚水。

用法：上二味各一茶盅，煮沸，入枯白矾末，时时饮之，以饮后或吐或泻为度。

外治法：服药三十分钟后，如仍不吐泻者，速用银针刺两肘曲处曲泽穴及两手十指，两腕后内关穴，可保万全。

【审查意见】此系通行方也，若霍乱症不吐不泻，腹不胀满，胸不痞闷，且无嗢嗢欲吐之发作，则枯白矾有收敛止痛之效，地浆水赋清热和胃之功，诊断既确，功效必捷也。

（2）三合济生丸

主治：霍乱、转筋、绞肠、肢冷、伤寒、伤暑以及疟痢等症。

组成：川厚朴一两六钱二分五厘（姜汁制），香薷五钱，乌药七钱五分，草果五钱，枳壳八钱七分五厘（麸炒），赤苓一两五钱，香附七钱五分，广藿香一两七钱五分，桔梗三钱七分五厘，木瓜三钱二分五厘，甘草七钱五分，紫菀五钱，茯苓五钱，毛苍术七钱五分（制），川芎七钱五分，制半夏一两一钱二分五厘，野白术三钱七分五厘，苏叶一两七钱五分，檀香二钱五分，木香九钱，陈皮一两六钱二分五厘，防风七钱五分，柴胡二钱，白芷一两二钱五分，砂仁七钱五分，细川连三钱七分五厘，晚蚕沙一两，神曲一两二钱五分，羌活一两。

用法：上药共研细末，用薄荷七钱五分，松萝茶、大腹皮各二钱五分，煎汁，米汤一盅，相合泛丸如绿豆大，朱砂末二钱五分为衣，晒干入磁瓶，勿令泄气。每服一钱，重者二钱。寒症，姜汤送下；舌苔发白者，藿香汤送服。

【审查意见】此方类皆辛热温燥香蜜之品，对于风湿、寒湿、秽浊等症，当能有效。然药品繁杂，殊非临症之主治良剂也。

(3) 寸金丹

主治：霍乱吐泻、中风、中寒、饮食停滞、四时感冒、发热头疼、伤风咳嗽以及小儿急慢惊风等症。

组成：防风、羌活、乌药、前胡、川芎（酒浸）、木香、半夏（姜汁浸）、陈皮、厚朴（姜汁浸）、砂仁（姜汁蒸炒）、紫苏、薄荷、苍术（米泔水浸）、香附（醋炒）、藿香、赤茯苓、槟榔、神曲以上各三两，枳壳一两五钱（麸炒），炙甘草二两五钱，白豆蔻肉一两（炒）。

用法：将以上药共为细末，再将神曲二十两，研细末，同姜汁，作锭剂。每锭重二钱，阴干，用飞净朱砂为衣，磁瓶收贮。大人每服一锭，重者二锭，小儿减半俱用淡姜汤送下。

【审查意见】此通行方，寒湿症兼有外感者，可用，热盛者忌服。

(4) 解结理乱散

主治：霍乱。

组成：丹砂五钱，枳实三钱，半夏三钱，延胡索四钱，木瓜三钱，青盐三钱，滑石二钱，柴胡三钱。

用法：以上各品共研极细末，为散剂。初发见霍乱时，即用温水送服三钱，若时间稍久，或重者，均可酌增。

【审查意见】有清暑、利湿、化浊之用。

（5）回应丹

主治：霍乱吐泻、腹疼转筋、内伤饮食生冷、胸膈胀闷、不思饮食、山岚瘴气、不服水土、心腹作痛、痢疾水泻等症。

组成：台乌药、防风、川羌活、前胡、川芎（酒浸）、香白芷、广陈皮、半夏（姜汁炒）、茅苍术（米泔浸、炒）、拣砂仁、赤茯苓、广木香、藿香叶、薄荷叶、川厚朴（姜汁炒）、细香附各四两。

用法：以上分作三份，将一份以黄酒炒，一份用醋炒，一份用童便炒。另外用白蔻二两，枳壳一两五钱（麸炒），草果一两（微火煨热，去壳取肉炒），白扁豆二两（炒），六神曲十八两（姜汁炒胡饼），以上共药二十一味，研细末，姜汁为丸，朱砂为衣，如桐子大。大人每服二钱，小儿减半，姜汤化服。

加减法：如红白痢疾、水泻等症，加红糖三钱；内热小便不利，加灯心三十枝。

用法：煎汤化药，调匀热服，以汗出为度。

【审查意见】此方辛燥温热，以治风湿、湿寒等症，较为适宜，霍乱有此等兼症者，可用。

6. 疟疾

（1）截疟神效膏

主治：疟疾。

组成：常山四两，独活八钱，甘草八钱，羌活一两六钱，秦艽一两六钱，生地一两六钱，天麻一两六钱，防风一两六钱，白芷一两六钱，川乌一两六钱，川芎一两六钱。

用法：上药十一味，用大麻油五斤，浸三昼夜，与油同煎，去渣。另入淘净纬丹二斤，搅匀。收至滴水成珠为度，贮瓦钵。冷水隔器养之，用时，开水炖化，摊蓝布上，摊作膏，约一寸五分见方，于疟疾发作四五次后，在先一小时前，炙热，贴天庭穴即妥。

【审查意见】此疟疾外治法，功效不大，然用之亦无碍。天庭穴即眉上额部也。

（2）疟疾第二方

主治：久疟腹中结块。

组成：醋炙鳖甲五钱，穿山甲七钱，柴胡六钱，潞参三钱，白芍七钱，川芎五钱。

用法：以上各药共为细末，以长流水和为丸如梧桐子大。每服二钱，于病未犯以前（约一小时）用黄酒半匙送下。

【审查意见】久疟气虚结块者，有效。

（3）疟疾第三方

主治：疟疾寒热往来、头痛、便秘等症。

组成：南常山四钱，乌梅肉二钱，草果仁三钱，川朴根二钱，炒枳实钱半，焦楂肉三钱，炒神曲钱半，醋青皮钱半，川甲珠二钱，川军块二钱，白芍生二钱，条芩片二钱，醋柴胡二钱，宁半夏二钱。

用法：上药以水三大碗，黑豆五十粒，煎之，作汤剂。露一宿，在未发病前一点钟服之。

【审查意见】久疟有停滞者，可用。

（4）疟疾一针愈

主治：暑疟、风虐、寒疟、湿疟、温疟、瘴疟、瘅疟、牡疟、疫疟、鬼虐、疟母、三日疟、间日疟等。

用法：当发作之际，用带将患者四肢，各个束缚，则四肢上组黑暴露跳动之大血管，极形紧张，察其暴露显著而跳动者即用三棱针刺之，令其充分出血，即愈。

【审查意见】疟疾有郁闷之苦者，针刺出血，可使减轻。但欲根治疟疾，殆不可能。

（5）疟疾第五方

主治：疟疾间日热。

组成：柴胡二钱，黄芩二钱。

用法：水煎，于未发前二时服之，连服二帖。

【审查意见】用量宜酌量增减，更须参加化痰、利湿、清暑、顺气、芳香化浊、消导等药为安。

（6）贴脐截疟丸

主治：疟疾。

组成：胡椒，雄精。

用法：以上二味，各等分，研末。以大米饭研烂为丸，如桐子大，外以朱砂为衣，置丸于脐中，外以膏药贴之。

【审查意见】疟疾外治法，用之无碍。但功效未能充分。

（7）疟疾第七方

主治：疟疾恶寒战栗，周身动摇不定。

组成：狗蝇七个（小儿三个），葱叶一枚。

用法：将狗蝇置葱叶内，在火上炙热，食之即愈。

【审查意见】功效确否，存待试用。

7. 痢疾

（1）痢疾第一方

主治：赤痢。

组成：白槿花三钱（焙干），白糖适宜。

用法：上药共研极细末，作散剂，以白开水调匀，饭前温服。

【审查意见】白槿花即木槿花之白色者，有活血之效。痢疾可用。

（2）滑石芦根汤

主治：赤痢症。

组成：滑石三钱，芦根三钱，杏仁二钱，银花二钱，枳实二钱，桃仁一钱，大黄二钱，芒硝一钱，黄连二钱，竹叶二钱，通草钱半，泽泻钱半。

用法：以上各药水煎汤，空心服。

【审查意见】赤痢兼有郁热停滞者，可用。

（3）痢疾第三方

主治：赤白痢疾。

组成：条芩六分（酒洗），白芍六分（酒洗），橘红四分，厚朴四分（姜炒），地榆五分，炙草五分，高参五分，焦术五分，当归五分，红花三分（酒洗），木香二分。

用法：水煎服。

【审查意见】此治泻痢之通行方，可用。

（4）痢疾第四方

主治：红白痢。

组成：川黄连（酒炒六分，生用四分），条芩（酒洗六分，生用四分），白芍（酒洗六分，生用四分），楂肉一钱，橘红四分，厚朴四分（姜汁炒），槟榔四分，青皮四分，当归五分，甘草（炙三分，生二分），地榆五分，红花（酒洗）三分，桃仁一钱（研泥），广木香三分（研末冲服）。

用法：上药水三碗，煎一碗，入木香冲化，温服。

【审查意见】通行治痢方，有效。

（5）痢疾第五方

主治：红白痢。

一、内科

组成：川黄连（去须生用）、条黄芩（生）、杭白芍、楂肉各一钱二分，陈枳壳（麸炒）、厚朴（去皮，姜汁炒）、坚槟榔、青皮各八分，当归、甘草、地榆各五分，红花三分（酒洗），桃仁一钱（去皮尖，研泥），广木香三分（研末，另包冲服）。

用法：水煎服。

加减法：单白者，去桃仁、红花，加橘红钱半，木香三分；涩滞甚者，加川军三钱，三服以后，去川军。

【审查意见】痢疾通行方，有效。

（6）痢疾第六方（刘述陶）

主治：红白痢疾，微感里急后重、腹痛者。

组成：乌梅四个，粟壳一钱，生蜂蜜一钱，麦冬一钱，红枣四个。

用法：上药系童子量，大人可再加二倍。以水三碗，煎一碗。入生蜂蜜冲化，温服。

【审查意见】此方有收敛性，初起忌服。久痢可用。

（7）芍药汤

主治：红白痢疾，里急后重，腹痛。

组成：芍药二钱，当归三钱，黄连二钱，黄芩二钱，槟榔二钱，广木香钱半，甘草一钱，枳壳钱半。

用法：水煎服。

加减法：泻痢无度者，加川军三钱。

【审查意见】此系古方，治痢有效，腹痛甚者，可加酒军。

（8）痢疾第八方

主治：汗后、产后红白痢疾。

组成：酒洗白芍八钱，归尾八钱，枳壳钱半，广木香钱半，川连钱半，滑石粉二钱，车前子三钱，炒莱菔子二钱，甘草二钱，野台参三钱。

用法：煎汤，空心服。

加减法：产后用之，去枳壳五分，广木香五分，为妥。

【审查意见】此方有行气、导滞、清热、利尿之功。对于普通泻痢有效。

(9) 痢疾神效方

主治：红白痢疾。

组成：生白芍五钱，吴萸炒黄连三钱，广木香钱半，川朴根钱半，黄连炒吴萸钱半，炒枳实二钱，酒军钱半，桂枝尖一钱，焦山楂二钱，槟榔二钱，青皮钱半。

用法：生姜三片为引，水煎服。

加减法：如血多，可照原方；如脓多，可将黄连炒吴萸用三钱，吴萸炒黄连用二钱为妥。

【审查意见】此方以行气导滞为主，颇合治痢法则。如发热重者，或兼表证者，均宜随症增减为妥。

(10) 治痢妙方

主治：因饮食不调、肠胃失和而来之红白痢疾，里急后重、次数多、而其量甚少者。

组成：全当归一两，炒贡芍八钱，莱菔子四钱，枳壳二钱，槟榔二钱，厚朴二钱，广木香钱半，木瓜二钱，黄芩钱半，升麻七分，生川军三钱，甘草钱半，吴萸炒黄连钱半。

用法：煎汤，空心温服。一剂后，则须减其量至半，再服之。

【审查意见】此方增加升麻一味，殊不合理；木瓜亦不妥帖。其余诸药，均系治痢普通之品，可备应用。

(11) 痢疾散

主治：红白痢下脓血者。

组成：羌活五钱（米泔浸一夜，晒干），白芍二钱，防风二钱,川厚朴二钱,连翘二钱,白头翁二钱,酒军半钱。

用法:以上诸药,研末作散剂。如系白痢,用生姜汤送下三钱;红痢用灶心红土烧成赤色者,以开水化汤,澄清送下(药量与前同)。头疼加川芎钱半。

【审查意见】燥湿、导滞、解热有效,有表证者可用。

(12)痢疾第十二方

主治:痢下频数,色红、或白、或红白相间,腹痛,里急后重;胃纳不振,但无身热头疼之症者。

组成:油当归一两,杭白芍一两。

用法:或少佐莱菔子、飞滑石、木香、槟榔、枳实、甘草等,上药水三盅,煎一盅,温服。

【审查意见】单纯性痢疾,见症轻微者,此方有效。

(13)八仙万应至宝丹

主治:红白痢,心痛,腹痛,咳嗽。

组成:雄黄十两,郁金十两,巴霜五两(去油),没药三两(去油),乳香三两(去油),木香三两,牙皂三两,陈皮三两。

用法:上药共研细末,用陈醋和匀为丸,如黄豆大,外用朱砂为衣。大人每服一丸,小儿服半丸,开水送下。

【审查意见】此方功能攻积化滞,治痢有效。

(14)痢疾第十四方

主治:暑月下痢红白、里急后重、脘腹灼热、滞痛难忍、舌苔黄腻、脉滑数有力者。

组成:莱菔子二钱,花槟榔二钱,油当归五钱,生白芍四钱,炒枳壳半钱,车前子一钱,青木香八分,净楂肉三钱,炒川连一钱,酒川军一钱,生甘草一钱。

用法:上药十一味,煎汤,空心温服。

【审查意见】普通泻痢方,堪资备用。

(15) 泄湿导浊汤

主治：暑月腹痛泻痢。

组成：晚蚕沙五钱，生苡仁四钱，滑石三钱，大腹皮钱半，青皮钱半，槟榔钱半，木香二钱。

用法：上药水煎，分二次顿服。

加减法：发热加连翘三钱，山栀钱半。

【审查意见】此方有湿热者可用，再加入活血之品，治痢尤切。

(16) 清热化滞汤

主治：痢疾。

组成：黄连（吴茱萸煎汤炒），白芍，陈皮，茯苓，枳壳，黄芩，甘草。

用法：加生姜三片，水煎服。

加减法：初起积热正炽，加大黄、芒硝；血痢，加酒炒黄芩、当归、地榆；白痢加川朴、枳壳；赤白并下，加川芎、归尾、桃仁、红花、滑石、陈皮、炒干姜；白痢并虚者，加焦术、黄芪，去黄芩、枳壳；赤痢久虚，下后未愈，去芩、连，加当归、白芍、焦术、川芎、胶珠；里急后重，加木香、槟榔；腹痛，加白芍、当归、川芎、元胡、枳壳；小便赤色，加木通、猪苓、泽泻；久痢气血两虚，加台参、黄芪、当归、川芎、升麻、肉蔻、重加升麻提之。

【审查意见】通行方，有效。

(17) 理中加白芍熟军汤

主治：久痢虚痢。

组成：人参三钱，白术三钱，干姜三钱，生白芍五钱，熟军三钱，炙草三钱。

用法：水煎服。

加减法：发热，加黑豆；寒甚，加附子；腹痛，加桂枝、细辛；后重，少加升麻。

【审查意见】因久痢虚寒，以致肠管蠕动力及排泄机能迟滞者，此方可用。

（18）痢疾第十八方

主治：噤口痢。

组成：东洋参二钱，石莲子二钱，吴萸炒川连钱半，酒连钱半，酒黄芩钱半，广木香一钱。

用法：水煎服。

【审查意见】气虚有热者，可用。寒症不宜。

（19）痢疾第十九方（陈同山）

主治：噤口痢。

用法：用五谷虫瓦上焙干，为末，每服一钱，用米汤冲服。

【审查意见】此方有健胃之效，消化不良者可用，噤口痢恐难胜任。

（20）痢疾第二十方

主治：休息痢。

组成：乌梅肉，建茶，干姜。

用法：以上三味，各等分，共研为极细末，米糊为丸如桐子大，早晚以焦山楂煎汤送下，每次三钱。

【审查意见】普通方，有暖胃止泻之效。

8. 丹毒（大头瘟）

（1）水仙膏

主治：大头瘟。

用法：水仙花头一个，先将外边黑皮去净，捣成泥，涂在肿处，轻则易之，以肿消为度。

【审查意见】此民间最普用之良方也，盖水仙花性寒、味苦微辛，以之作膏剂外用，有清热、消肿、解毒之效故也。

（2）丹毒第二方

主治：大头瘟，面腮肿胀焮红。

组成：芒硝五钱。

用法：研细末，取醋一碗化匀，净白布浸湿。乘温揭患处。

【审查意见】此方消炎退肿，确有功效。一切炎症，于未化脓前，均可用之。

9. 黄疸

（1）黄疸第一方

主治：黄疸病，全身发黄。（胡宪孔）

组成：白丁香（公家雀粪）、苦丁香（甜瓜蒂）、陈谷各七粒。

用法：共研细末，一次闻入鼻内，流黄水后，即愈。

【审查意见】古方，有效。

（2）黄疸第二方

主治：黄疸，胸痞，腹胀，小便不利。

组成：平胃散一两，针砂三钱，皂矾三钱，车前子三钱。

用法：共研匀，红枣泥捣和为丸，每服三钱，开水送下，忌食盐、酱、醋百天。

【审查意见】湿重者，此方可用。

（3）黄疸第三方

主治：黄疸病。

治法：麝香一分，放脐眼内，外用膏药贴紧，数日即愈。

【审查意见】麝香有兴奋作用，放入脐内，可以唤起肠壁神经之蠕动机能。黄疸消化不良，症候轻浅者可用。

10. 流行性耳下腺炎

(1) 痄腮第一方

主治：痄腮（即耳下腺炎）。

组成：川军块五钱，雄黄一钱，明矾三钱。

用法：上药研细末，用醋（陈久者）和匀，涂患处。每日三次。

【审查意见】此方有清热消肿之力，耳下腺炎可用。

(2) 痄腮第二方

主治：瘟疫流行，令人腮肿，或左或右，热渴不止，疼痛焮赤。

治法：连翘三钱，板蓝根三钱，丹皮二钱，银花三钱，山栀二钱，黄芩钱半，薄荷钱半，滑石三钱，生草一钱，水煎，空心服。

加减法：大便闭结，加生军二钱，芒硝钱半。

【审查意见】此方解毒清热可用。

(二) 时令病

本集关于时令病之验方，应征者，寥寥可数。本会常务理事时逸人先生著有《中国时令病学》，历述时令病之原因、病理、症候、诊断，至为精详。而治法，处方，尤其灵活周到，切于实用。读者彼此互参可也。

1. 伤寒

(1) 伤寒第一方

主治：伤寒二三日，寒热酸困、头痛发热、口苦咽干。

治法：黄芩二钱，赤芍钱半，紫苏钱半，杏仁三钱，白芷三钱，川芎钱半，石膏三钱，柴胡钱半，花粉二钱，煎服。

【审查意见】此系古方，外散风寒，内清里热，可用。

(2) 伤寒第二方

主治：伤寒四五日，不恶寒，浑身疼痛，口干，不得卧。

治法：黄芩钱半，赤芍钱半，丹皮钱半，栀子钱半，石膏三钱，花粉三钱，麦冬二钱，连翘二钱，水煎服。

【审查意见】清凉剂，可用。但有表证脉浮者，忌服。

(3) 神白散

主治：时行伤寒。

组成：白芷二钱，甘草一钱，生姜三片，葱白三支，大枣一枚，豆豉五钱。

用法：上药水煎，作汤剂。临卧服。

【审查意见】辛温发汗平剂，初起有表证者，可用。

(4) 头痛立效煎

主治：冬天感寒头痛。

组成：荆芥穗、天南星、草乌头各二个，石膏六钱。

用法：上为细末，茶、姜汁、薄荷水煎。

【审查意见】此方功能散风泻热，减轻脑部血压，麻痹局部神经。感寒头痛兼有胃火者，必能取效。

(5) 伤寒第五方

主治：冬天感受风寒，发寒热，咳嗽，鼻流清涕。

治法：荆芥三钱，防风二钱，黄芩钱半，桔梗钱半，杏仁一钱，桑皮二钱，半夏一钱，甘草五分，葱白三寸、生姜三片，煎服。

【审查意见】辛温发散剂，可资应用。

(6) 伤寒第六方

主治：阴证伤寒，恶寒战栗，舌苔黑滑，脉沉而紧。

治法：高丽参一钱，淡附片钱半，炒于术二钱，炒川姜一钱，葱白三寸、细辛五分，炙草一钱，桂枝一钱，水煎，空心服。

【审查意见】强心发汗,阴寒症可用。

2. 感冒

(1) 感冒第一方

主治:感冒,脉浮紧,头项强痛,发热而恶寒,间有胃脘不舒,呕逆咳嗽。

治法:当归三钱,川芎钱半,赤白芍各二钱,荆芥二钱,防风二钱,焦三仙三钱,薄荷叶二钱,生姜三片,葱白三节为引,以武火煎汤,临卧,空心服。

【审查意见】活血发散,普通感冒风寒症可用。

(2) 参苏饮(王万琳)

主治:感冒风寒,头痛发热、憎寒咳嗽、涕唾稠粘、胸膈满闷,脉弱,无汗。

治法:人参、苏叶、干葛、前胡、陈皮、枳壳、茯苓、半夏,以上各六分,桔梗、广木香、甘草各五分,生姜五片,大枣一枚为引,水煎热服,取汗。

【审查意见】古方,益气发汗法,对症有效。

(3) 感冒第三方

主治:夏天感冒,发寒热、咳嗽、头晕、目眩。

治法:淡豆豉三钱,薄荷叶二钱,银花二钱,鲜芦根三钱,杏仁一钱,酒芩钱半,山栀一钱,茯苓二钱,甘菊花二钱,茯苓二钱,滑石粉一钱,葱白二寸,煎汤服。

【审查意见】清凉解表剂,可用。

(4) 加味升麻葛根汤

主治:大人小儿感冒头痛、发热、肢体烦疼、胸闷、口苦、胁痛者。

治法:升麻二钱,葛根二钱,白芍二钱,柴胡钱半,黄芩二钱,陈皮一钱,半夏钱半,甘草一钱,煎服。

【审查意见】此升麻葛根汤原方,加柴胡、黄芩、陈皮、半夏四味,与所主病症,尚属适应,可用。

(5) 感冒第五方

主治:感冒六七日,寒热往来,胸痞,呕吐,脉弦,苔白。

治法:柴胡一钱,黄芩钱半,枳壳钱半,桔梗钱半,姜半夏钱半,广皮钱半,生姜二片,葱白三钱,水煎服。

【审查意见】此方具和解之力,施用对症,有效。

(6) 感冒第六方

主治:头疼(感冒性头疼)。

治法:川芎三钱,薄荷一钱,杭白菊花四钱,水煎,空心临卧顿服。

【审查意见】辛凉平剂,感冒风寒之头痛,当然有效。

3. 伤暑

(1) 清暑益气汤(赵图南)

主治:伤暑气虚,发热自汗,脉洪大无力者。

治法:南香薷三钱,生扁豆五钱,滑石三钱,粉草一钱,大洋参二钱,生石膏三钱,知母二钱,茯苓三钱,苏叶钱半,杭菊三钱,灯心、竹叶为引,水煎服。

【审查意见】此方有清凉解暑、益气、利尿之效。气虚伤暑症,最为适宜,诚经验有效之方也。

(2) 枇杷解暑汤

主治:中暑伏热,烦渴饮引,欲呕吐恶秽,头目眩晕。

治法:枇杷二钱(布包),陈皮一钱,丁香五分,香薷三钱,益元散三钱(布包),麦冬二钱,厚朴一钱,茅根二钱,栀子二钱,甘草五分,水煎冷服。

(3) 清暑饮

主治:中暑。

治法：葛根钱半，枇杷叶钱半（布包），缩砂六分，扁豆八分，黄连四分，茯苓一钱，甘草五分，乌梅二个，藿香六分。

【审查意见】以上二则，皆以清暑、解热、利尿为主，尚可选用。但仍须详察病情，分别加减为妥。

4. 风湿

（1）升阳除湿汤

主治：秋季感受风湿飧泄及肠风、滞下、便血。

治法：防风二钱，苍术、白术、茯苓、白芍各一钱，生姜三片为引，煎服，取微汗。

【审查意见】此方散风燥湿，堪资取用。

（三）呼吸器病

1. 肺痨

（1）肺痨灭菌散

主治：肺痨，发热，咳嗽。

治法：蛤蟆一只（开腹去肠渣，焙干研末），胡连、苦楝皮、龙脑各一钱。上药各研细末，和匀为散，每早晚水送服，成人每次服量为一钱，小儿每次服五分即妥。

【审查意见】此系古方修改，肺病初起，尚可取用，但须酌加滋阴清肺之品，功效较捷。

（2）瓜蒌汤

主治：胸痹，咳嗽气急。

治法：瓜蒌仁三钱，橘皮二钱，半夏二钱半，桂枝三钱，枳实三钱，薤白三钱，厚朴二钱，生姜三钱，桔梗三钱，紫菀二钱。水煎，临卧空心服。

【审查意见】古方，尚属有效。

（3）肺痨第三方

主治：肺病咳嗽吐血，潮热盗汗，面唇发白，六脉微弱。

治法：蛤蚧二对、生黄芪五钱，浮萍草二钱半，姜汁一钱，白蜜二钱，将前三味药共为末，以姜汁、白蜜为引，每服三钱，白水调姜汁、白蜜送下。

【审查意见】此方温补肺气之力甚大，阳气微弱者可用。

（4）肺痨第四方

主治：咳嗽，痰中带血。

治法：旋覆花钱半，代赭石二钱，海浮石二钱，半夏曲二钱，枇杷叶二钱，百部钱半，炙白前钱半，大小蓟炭三钱，陈阿胶三钱（蛤粉炒），鲜茅根三钱，生地三钱，白杏仁二钱（去皮），仙鹤草二钱，炒紫菀三钱，冬桑叶二钱，制苏子钱半，水煎，早晚空心服。

【审查意见】旋覆花须布包，否则该花附着之绒毛，反能刺激气管，使咳嗽增剧。

（5）肺痨第五方

主治：骨蒸潮热，口干舌燥，渴不多饮，脉细而数。

治法：银柴胡八分，鲜骨皮二钱，真青蒿八分，粉丹皮五分，条沙参二钱，石斛钱半，黑元参二钱，粉甘草五分。水煎，空心，温服。

【审查意见】滋液解热剂，阴虚潮热者可用，惟元参宜生地，石斛用量太少，宜加重至三四钱方可。

（6）肺痨第六方（曲向塘）

主治：新久虚劳咳嗽，每日到黄昏时，渐渐咳嗽发作。两颧见赤色，并吐出白色痰涎。

治法：炙鳖甲三钱，炙龟板二钱半，白阿胶三钱，白苓三钱半，当归头二钱，橘红皮二钱半，紫厚朴一钱，泽泻二钱半，焦术一钱，饴糖一钱，水煎服。

【审查意见】滋液，清热，补肺化痰，有效。

(7) 加减千金麦门冬汤（曲守中）

主治：肺郁寒火，咳嗽唾血。

治法：麦冬三钱，桔梗二钱，半夏二钱，紫菀二钱，麻黄一钱，五味子一钱，粉草一钱，丹皮二钱，生姜三片为引，煎汤服。

【审查意见】去麻黄五分，加苏叶钱半，白芍钱半，阿胶珠钱半，广三七三分为妥。

(8) 加味异功散

主治：肺痨少气。

治法：上好人参钱半，茯苓三钱，于术二钱，甘草五分，陈皮三钱，核桃肉一钱，山药四钱，蛤蚧尾一钱，水三盅，煎一盅，温服。

【审查意见】虚寒症有效。

2. 肺痈

(1) 肺痈第一方

主治：吐臭痰，或疑似为肺痈者。

治法：川通草一钱，生苡仁五钱，桔梗钱半，芦根三钱，桃仁钱半，茯苓三钱，作煎剂，清晨服。

【审查意见】有清热、利水、化痰之效，可用。

(2) 肺痈第二方

主治：咳久成肺痈，吐出脓血，觉有腥臭。

治法：将薏仁三两煮粥，加百合一两，并熬之，每日频食。

【审查意见】此滋补剂，症状单纯者可用。

(3) 鲤鱼汤

主治：肺痈初起，不过一月之症。

治法：用三四两重之鲤鱼一条，先将鱼甲与肚中之物去净。腮中之物亦去净。再用川贝母三钱，为末，装肚内，男童便煮鱼熟，一剂服之。

【审查意见】鲤鱼汤治肺痈，系滋养疗法，另加川贝母兼有豁痰破结之力，以肺痈初起，无高热，体衰弱者为宜。

3. 咳血

（1）咳血第一方

主治：努伤咳血。

治法：归尾三钱，赤芍三钱，香附三钱，桃仁三钱，川军三钱，苏木三钱，甲珠二钱，汉三七一钱，水煎服。

【审查意见】有行瘀化滞之效。

（2）二地阿胶止血汤

主治：咯血不止，脉数，身热，口渴，唇焦，心烦，头眩，小便短赤。

治法：生熟地各二钱，阿胶四钱，天麦冬各二钱，知母二钱，黄柏钱半，紫菀二钱，茜草二钱，粉丹皮二钱，牛膝三钱，麻黄三钱①，水煎，饭后二时，温服。

【审查意见】有清热止血之效，惟熟地味厚，终嫌滞腻，宜去之，麻黄性散，恐伤肺气，宜蜜炙较妥。

（3）咳血第三方

主治：温病咳血，咳嗽时作，甚则咳血，身热，脘痞，舌尖红，苔薄白，脉浮数。

组成：白茅花钱半，冬桑叶钱半，生米仁三钱，百草霜一钱，黑泡姜二分，广皮五分，汉三七五分（冲），毛西参一钱，阿胶五钱，紫菀钱半。

用法：加童便一盅，水煎，去滓，空心服。

【审查意见】此方配合周密，施与温病咳血有效。

---

① 原文为"麻黄三卜"，依上下文改。

（4）咳血第四方

主治：肺热咳血，口渴，舌赤，唇红。

治法：茜草钱半，白芍三钱，当归钱半，生地三钱，丹皮钱半，生草五分，阿胶三钱（烊化冲），三七末五分（冲），石膏二钱，知母钱半，水三碗，煎一碗，更将阿胶汁和匀，三七末冲服。

【审查意见】此方清热活血，兼能凉血止血，肺热咳血，可以用之，但石膏宜用生者。

4. 咳嗽

（1）咳嗽第一方

主治：发热恶寒，咳喘时作，苔白，脉紧，无汗。

治法：麻黄绒五分，紫苏叶二钱，杏仁泥三钱，前胡一钱，橘红二钱，姜半夏二钱，云苓三钱，葱白钱半，生姜八分，水煎，饭前温服。

【审查意见】此解表、降逆、定喘之剂也。盖表解，则肺部之蕴热，得随汗外泄；逆降，则呼吸之气机，得随顺序流行，于是肺部之压力减低，呼吸自然和缓，而不喘促矣，然非确系表证喘促者，切勿滥投。

（2）止嗽神效汤（赵图南）

主治：肺受风寒咳嗽。

治法：广皮钱半，宁半夏二钱，茯苓二钱，粉草一钱，细辛七分，炒白芥子钱半，妙杏仁钱半，川朴根钱半，炒枳壳一钱，干姜钱半，五味子钱半，川贝母二钱，生姜三片，水煎服。

【审查意见】五味子功专收敛，于肺部感受风寒，殊属不宜，以减去为妥。

（3）咳嗽第三方

主治：痰咳嗽，胸部满闷，饮食减少。

治法：象贝母三钱，杏仁三钱，白芥子三钱，蒌皮钱半，炒半夏二钱，焦三仙三钱，淡干姜八分，茯苓三钱，炙甘草八分，水煎，空心温服。

【审查意见】祛痰，治嗽，消食，健胃，可用。

(4) 蜜姜止嗽膏

主治：老人久嗽以及冬日咳嗽等症。

组成：国产熟蜜一斤，鲜姜半斤。

用法：先将姜切烂，与蜜合一处，和匀，用磁罐装之，白麻纸封口，要多封几重。于初伏头一日，放在太阳中晒之，晒三伏即成。每早用开水冲三钱服之，如此一月，其病自愈。

【审查意见】姜蜜止咳祛寒，虽属通剂，然该方配置得法，功效较佳。

(5) 咳嗽第五方

主治：干咳嗽，身微热。

治法：用高粱陈醋半茶碗，服两次（微温）。

【审查意见】有消热收敛之功，用于肺虚作咳，或能有效，但本会尚未经试验，存待试用。

(6) 咳嗽第六方

主治：咳嗽痰涎壅塞。

治法：用巴豆七个，捣烂。用绵纸一张，折为四层。将药撒在纸上，卷起。用火点之。以烟熏鼻孔内，痰即流出。熏时，先将病人的口，用筷子开启，以便咳痰涌出（如初患本病时，即令病人坐正，另用一人抱住病人脐下，不可教后门放气为妥）。

【审查意见】此治痰单方，须壮实体质，方可施用。老弱童稚，防有窒息之虞，不可轻用。

(7) 咳嗽第七方

主治：冬天内热感寒，咳嗽不止。

治法：麻黄一钱（不去节），杏仁三钱，甘草五分，陈皮一钱，浙贝二钱，枳壳一钱，苏子五分，水煎服。

【审查意见】此系古方，外感症兼有咳嗽，胸闷喘促者，有效。

(8) 麻黄苍术汤

主治：秋冬夜咳不绝，至晓方缓，口苦，胸痞，肋痛，痰涎殊多，饮食不进。

治法：麻黄五钱，苍术三钱，黄芪半钱，柴胡五分，羌活五分，草豆蔻六分，防风、当归、甘草各四分，条芩三分，五味子十五粒，水煎服。

【审查意见】此温散之剂，但麻黄用量太多，宜酌减至五分至一钱即足。

5. 痰饮

(1) 痰饮第一方

主治：老人痰满，肾气不固，身热汗出者。

治法：人参钱半，炙草一钱，山药二钱，夜交藤二钱，熟地二钱，萸肉钱半，五味子钱半，胡桃肉二钱，花生仁三钱，水煎服。

【审查意见】滋阴补肾，益气饮肺，可用。

(2) 痰饮第二方

主治：男妇风痰，牙关紧闭，不能开口。

组成：元胡索二钱，青黛六分，牙皂十四粒（火煅），香附二钱。

治法：上药共研细末，入麝香一分，再研，冷水调和，作锭剂。每锭五分，阴干，以水磨开，滴入鼻孔即进喉内，痰遂吐出。

【审查意见】牙皂、麝香，系辛香通窍之品，以之滴入鼻腔，当能刺激鼻黏膜，起反射作用。痒痒作嚏，且可藉兹振荡，兴奋附近口腔各部神经，使之恢复固有之机能，于是口腔闭合自如。痰涎得以向外流出，然此法只可暂时用之，善后仍须另行调治为宜。

（3）三圣散

主治：顽痰。

组成：半夏三钱，陈皮二钱，黄连一钱。

用法：上药研末，用曲糊丸，姜汤送下。

【审查意见】此方治顽痰功效欠佳，黄连宜易黄芩，更加寸冬、川贝、瓜蒌等较妥。

（4）消气化痰丸

主治：稠痰。

组成：杏仁三钱，蒌皮二钱，枳壳钱半，半夏二钱，南星一钱，陈皮一钱，茯苓三钱，条芩一钱。

用法：上药研末，姜汁糊丸，每服三钱，姜汤送下。

【审查意见】化痰清热，尚属可用。

（5）痰饮第五方

主治：寒痰，面色微白，咯痰清稀。

治法：仙半夏曲三钱，泡姜两，陈皮一两五钱，白芥子五钱，云白茯苓三两，枳壳一两，共研细末，姜汁糊为丸，如梧桐子大。每服三十丸，生姜煎汤送服。

【审查意见】于化痰燥湿剂中，加泡姜以温寒消饮。尚属对症，可用。

6. 哮喘病

（1）定喘白果汤

主治：肺寒膈热，哮喘不止。

治法：白果三十枚，麻黄二钱，姜半夏二钱，款冬花二钱，黄芩一钱，甘草一钱，水煎，随时温服。

【审查意见】麻黄用三分即可，二钱嫌多。

(2) 补阳益气汤

主治：下焦虚寒，浮火迫肺，以致哮喘者。

组成：附子三钱，炮姜二钱，上油桂钱半，真西洋参三钱，油朴根一钱，麦冬钱半，上沉香五分（冲服），七爪红一钱。

用法：将上药煎好，沉香捣细末，冲化，俟微凉服之。

【审查意见】强心回阳峻剂，脉象沉迟微弱者，方可用之，用量随症制宜，不必固定。

(3) 哮喘第三方

主治：哮喘症。

组成：炙麻黄五分，杏仁三钱，枇杷叶二钱（包），川贝母二钱，橘红二钱，苏子钱半，茯苓三钱，生姜三片。

用法：水煎，空心服，连服二三剂。

【审查意见】无热者可用，虚弱者忌服。

(4) 苏子降气汤

主治：哮喘痰涎壅塞。

治法：炙苏子一钱，半夏曲三钱，茯苓三钱，陈皮二钱半，降香钱半，浙贝三钱，川朴花钱半，炒杏仁二钱，牛膝钱半，炒杜仲二钱，水煎服。

【审查意见】哮喘专剂，实症有效。

(5) 助气降痰汤

主治：老人气虚哮喘症。

治法：真正大西洋参三钱，土沉香七分，广皮钱半，宁半夏二钱半，茯苓三钱，炙麻黄二分，炙草钱半，煨姜二片，水煎服。

【审查意见】此方降逆化痰，益气定喘，可用。

（6）三子养亲汤

主治：老人痰咳喘促。

治法：炙苏子一钱，白芥子二钱，莱菔子钱半，水三盅，煎一盅，温服。

【审查意见】《儒门事亲》原方，化痰降气有效。

（7）哮喘第七方

主治：气虚哮喘日久不愈。

治法：人参二钱，白芍二钱，桂枝一钱，麻黄五分，厚朴一钱，杏仁一钱，水煎顿服。

【审查意见】此系古方，加味，可用，须再加入饮肺之品为妥。

（8）补肺止喘丹

主治：老人虚喘、气虚、身弱、喘嗽不宁。

组成：猪肺一具（焙），胡桃肉三两，海南沉香一两，五味子一两，破故纸二两，川贝母一两五钱，百合一两，陈皮五钱。

用法：上药共研极细末，炼白蜜为丸，每服三钱，白汤下，饭前空心服，一日一次。

加减法：痰多者，加入竹沥一两；脉弱，加丽参三钱。

【审查意见】肺气虚弱脉搏无力，精神倦怠者，可用。

（9）哮喘第九方

主治：哮喘经年累月，体弱肌瘦，或年高者。

治法：鹿茸一钱，川贝母一两，枸杞子一两五钱，海南沉钱半，五味子三钱，紫菀一两，桑白皮五钱，紫苏子五钱，胡桃肉一两，云茯苓一两，共研细末，炼蜜为丸，如绿豆大，于发病前三时温服，每日一次，每服二钱。

【审查意见】虚寒症可用。

一、内科

(10) 久喘神效汤

主治：年久哮喘、体衰食减者。

治法：海蛤粉二钱，吉林参一钱，五味子一钱，桑白皮二钱，罂粟壳钱半，杏仁三钱，炒枳壳一钱，生姜五分，水煎服，空心温服。

【审查意见】此补敛肺气之力，倘非虚症，不可滥用。

(11) 秘制杏苏丸

主治：老人久病，喘不得卧。

组成：杏仁五钱，胡桃肉五钱，苏子二钱，山萸五钱。

用法：上药为末，蜜丸，如梧子大，每服二钱，临睡时，开水送服。

【审查意见】气虚者，加丽参钱半，黄芪二钱；有痰者，加陈皮钱半，姜半夏二钱，茯苓三钱。

(12) 哮喘第十二方

主治：老年衰喘，肾枯失纳。

组成：熟地三钱，枸杞五钱，牛膝二钱，巴戟钱半，青盐三钱，胡桃肉五钱。

用法：上药研细，蜜丸，如梧子大，每服一钱，开水送服。

【审查意见】温补剂，虚症可用。

(13) 哮喘第十三方

主治：病后气喘者。

治法：人参二钱，白芍二钱，阿胶钱半，陈皮二钱，麦冬二钱，甘草钱半，胡桃肉三钱，水煎服。

【审查意见】病后阴虚气喘，此方可用。

(14) 哮喘第十四方

主治：阳虚肾不摄纳，气虚而喘，息促而不足，呼长吸短。

生熟地各二钱，山药五钱，补骨脂二钱，胡桃肉三钱，五味子一钱，牛膝一钱，吴茱萸二钱，枸杞子二钱，水煎服。

【审查意见】降逆补气敛肺滋肾，可用。

（15）止喘烟

主治：喘息病（神经性）呼吸困难，气促作喘，时发时止者。

治法：曼陀罗叶十五片，上沉香五钱（研细），将曼陀罗叶潮湿，每三叶撒沉香末一钱，作成烟卷，火燃吸之（如吸烟状），每枝吸四五次，不可过度。

【审查意见】曼陀罗叶用量宜减少，曼陀罗含有"阿忒罗品"①成分，能麻痹交感神经，制止支气管之痉挛，沉香可以降气定喘，合而用之，当能有效，惟痰多者，不可用，切宜注意。

（16）哮喘第十六方

主治：年久喘气肾虚气弱。

治法：杜仲一两，诃子肉八钱，北五味五钱，生薏米一两，怀山药一两，山萸肉八钱，黑大枣一两，研细，糯米粉为丸，如绿豆大，每服二钱，莱菔煎汤送下，空心服。

加减法：消化不良，加入香附五钱，砂仁三钱。

【审查意见】薏米非治喘专药，消化不良，加香附不切，均宜去之。

（17）哮喘第十七方

主治：肾虚喘咳，腰腿酸痛。剂老人气短之症。

组成：鹿茸（酥炙另捣成泥）五钱，五味子一两，牛膝五钱，南沉香三钱，川杜仲二两，熟地黄二两。

---

① 即阿托品。

一、内科

用法：上药共研细末，清酒和丸，如梧桐子大，每次服四五十丸，空心温酒下。

【审查意见】温补之力太大，非虚寒症勿用。

（18）哮喘第十八方

主治：产后汗出而喘，几至虚脱者。

治法：人参六钱，附子二钱，黄芪二钱，水煎服。

【审查意见】此方所治之喘，系亡阳虚脱之喘，与普通喘症不同，但既云产后而喘，似少活血之药，宜酌量加入为妥。

（19）哮喘第十九方（曲清齐）

主治：糠疮后气喘（糠前喘，出不透用此亦效）。

治法：圪笨（色白者）一片（一方寸大），如无圪笨，用最薄洋灯罩一片亦可，研细末，用开水送下三五分。

效果说明：服后，气喘者，即不喘，如糠前喘，服后，糠即出齐矣。

【审查意见】此系秘方，可资试用，原件所云糠字，系糠疮之简称，即近世之麻疹也。

（20）哮喘第二十方

主治：喘胀、二便不通、气郁者。

治法：麻黄五分（蜜炙），薏仁二钱，茯苓一钱，杏仁一钱，甘草五分，郁金钱半，水煎顿服。

【审查意见】有外感者，可用。

（21）哮喘第二十一方

主治：虚脱喘气（面色㿠白，抬肩喘息，冷汗淋漓，脉搏微弱，手足厥冷）。

治法：附片一钱，肉桂一钱，沉香钱半，胡芦巴钱半，硫黄一钱，黑锡一钱，五味子钱半，辽东参二钱，水煎空心服。

【审查意见】回阳定喘专剂,虚寒症,脉搏沉迟微弱者,有效。

(22) 神授气喘汤

主治:气喘。

组成:马兜铃一两,白矾五钱,砒霜五厘,苏子五钱,杏仁一两,皂角五钱(烧),沉香三钱。

用法:上药研末,另加竹沥一两,姜汁三钱,炼蜜为丸,如梧桐子大,每服钱半,温汤送下。

【审查意见】降逆定喘,尚属可用,但杏仁用量太重,宜酌减至五六钱即足。

(23) 哮喘第二十三方

主治:久嗽致喘,痰多胸闷。

组成:熟地一两(砂仁炒),鳖甲心五钱,萸肉八钱,阿胶一两,牛膝五钱,茯苓一两,远志一两五钱,五味子一两,秋石三钱,磁石三钱。

用法:上药共研细末,蜜丸如梧桐子大,每服二钱,早晚用竹沥、姜汁汤,再冲服威喜丸。

附威喜丸:白茯苓四两,去皮,切块。用猪苓二钱五分如于磁器内,煮二十余沸,去猪苓,取出,阴干为末,用黄蜡四两,和茯苓末为丸。每服一丸,空心细嚼,满口津液,徐徐咽下,以小便清利为度。

【审查意见】虚弱痰喘可用,威喜丸,有利痰之效。

(24) 滋液降火汤

主治:阴火动发,热喘嗽,吐痰气急者。

治法:百部三钱,生地黄、熟地黄、天门冬、麦门冬、知母、贝母、白术、芍药、茯苓、黄芪、地骨皮各钱半,上药水煎服。

加减法:夜热者,加鳖甲,痰中带血,加阿胶。

【审查意见】肺部发炎，喘咳频作，分泌物少量者，尚属可用，若系痰喘，殊非所宜，盖因二地、二冬、知母、贝母等皆能增加水分，旺盛分泌故也。

(25) 益气补肺汤

主治：失血后肺气虚耗，咳嗽痰喘。

治法：丽参二钱，生炙黄芪各五钱，陈皮三钱，玉竹二钱，白术三钱，麦冬三钱，陈贡阿胶六钱，京杏二钱，百合五钱，茯苓三钱，清甘草一钱，制半夏二钱，五味子三钱。煎汤，分作二次，早晚空心服。

【审查意见】补肺专剂，非大虚症不可滥用。

(26) 哮喘第二十六方

主治：真元亏损而喘。

组成：磁石二钱，沉香二钱，破故纸三钱半，胡桃肉三钱。

用法：上药先煎故纸、胡桃肉，次入沉香、磁石，煎成后，以童便为引，早晚食前作汤服之。

【审查意见】虚症可用。

(27) 加减苏子降气汤

主治：痰嗽喘促。

治法：橘红钱半，半夏二钱，当归二钱，前胡钱半，肉桂一钱，厚朴二钱，甘草一钱，麻黄五分，干姜五分，苏子二钱，水煎服。

【审查意见】此系古方，略事加减，可用。

(28) 定喘止嗽丸

主治：痰饮咳嗽，气逆难卧。

组成：炙麻黄六分，葶苈子一钱五分（炒），川贝母五钱，陈皮一钱五分，白芥子八分（炒），法半夏三钱，上沉香一钱五分，陈胆星二钱，莱菔子四钱，白明矾六分，细辛六分，冰糖一钱。

用法：上药共为细末，炼蜜为丸。如梧桐子大，每服十四丸，临卧时，开水送下。

【审查意见】此方配合宣肺化痰、降气诸品，以治喘咳，当然有效，但丸剂究嫌效缓，且体弱者，亦不相宜，总须斟酌为妥。

（29）归气定喘汤

主治：短气而喘。

治法：人参二两，牛膝三钱，麦冬一两，九地二两，山萸五钱，五味子一钱，枸杞二钱，胡桃一个，破故纸一钱，水煎服。

【审查意见】益气补肾峻剂，非虚弱喘息症，不可服用。

（30）哮喘第三十方

主治：寒症喘咳，口吐冷痰，舌覆白苔。

治法：姜半夏二钱，干姜一钱，杏仁三钱，前胡一钱，桔梗一钱，莱菔子钱半，茯苓三钱，川朴二钱，炙草一钱，煎汤，空心服。

加减法：胸痞加郁金二钱，枳壳钱半；食滞加神曲三钱，砂仁一钱；便秘加川军二钱，元明粉一钱。

【审查意见】温化痰涎，降逆止喘，尚属有效。

（31）哮喘第三十一方

主治：阴虚喘哮。

治法：麦冬二钱，浙贝母一钱，五味子五分，云茯苓二钱，白芍一钱，苏子一钱，元参二钱，杏仁二钱，甘草五分，水煎，空心服。

【审查意见】生津，养阴，定喘，可用。

（32）养阴定喘汤

主治：阴虚喘嗽，唇干口渴，脉象虚数者。

一、内科

治法：沙参钱半，西洋参一钱，麦冬一钱，郁金二钱，五味子一钱，浙贝母二钱，桑白皮二钱，云苓三钱，水煎，空心服。

【审查意见】此方类皆清热润肺之品，阴虚咳嗽，尚属可用，治喘功效不确。

(33) 哮喘第三十三方

主治：肺热喘促。

浙贝母二钱，知母一钱，百部一钱，枇杷叶钱半（包），沙参二钱，款冬花二钱，杏仁三钱，枯黄芩一钱，茯苓三钱，甘草一钱，水煎，空心服。

【审查意见】此方清热定喘，有效。

(34) 哮喘第三十四方

主治：先喘而后胀者。

组成：白石英三钱，云母三钱，萝苋子二钱，杏仁二钱，陈皮钱半，五味子一钱。

用法：上药煎汤，饭后停半小时，顿服。

【审查意见】气虚有痰者可用。

(35) 沉香定喘丸

主治：气喘。

组成：土南茄沉一钱五分，公猪肺一具，引加苏子五分，桑白皮八分，煎汤。

用法：先将公猪肺用陈醋浸一日洗之，再用生酒浸一日，上笼蒸熟，用火焙干，与土南茄沉共研细末，水和为丸，如梧桐子大。每日早晚空心用引汤送服（病重者，一日半服完，轻者，三日服完，小儿酌减）。

【审查意见】治喘专剂，可用。

(36) 哮喘圣药

主治：痰多气喘，胸满不寐。

组成：炙麻黄五分，川郁金二钱，苏子钱半，象贝三钱，法半夏二钱，光杏仁三钱，蒌皮二钱，淡附片五分，茯苓三钱，川朴一钱。

用法：上药水煎，空心温服三剂，隔日一次。

【审查意见】喘症，有湿痰者，可用。

(37) 定喘三仙丹

主治：痰喘，胸中痞硬。

组成：牙皂角三钱（烧灰），莱菔子一两（蒸熟），广郁金五钱。

用法：上药共研细末，另加姜汁一钱，蜜丸，如绿豆大，每服二钱，温水送服。

【审查意见】痰喘实症，可用。

(38) 定喘汤

主治：小儿痰喘。

组成：海浮石、牡蛎、马兜铃、木香各二钱，二丑钱半。

用法：上药共捣为末，作散剂。每服五厘，开水送下。

【审查意见】实症可用，虚弱者忌之。

(39) 哮喘第三十九

主治：咳嗽喘促，吐痰不利，又兼气短者，尤以年高之人为宜。

组成：蜂蜜五钱，胡桃肉一两，生姜钱半，竹沥三钱，杏仁三钱。

用法：上药水煎，去渣，早晨空心服，每日一次，连服二次。

【审查意见】止嗽，降气，润燥化痰，可用。

(40) 哮喘第四十方

主治：痰涎黏稠，气喘时作。

治法：瓜蒌仁三钱，法半夏二钱，炒枳壳钱半，淡干姜一钱，杏仁泥三钱，紫苏子二钱，淡竹沥五分，白茯苓三钱，水煎，饭前温服。

【审查意见】宽胸涤肺，实症有效。

(41) 控涎丹

主治：痰涎滞塞，呼吸不利，喘急气促。

组成：甘遂一钱，大戟一钱，白芥子二钱。

用法：上药共研细末，用面糊为丸，每服三钱，温水送下。

【审查意见】古方，控涎丹，化痰有效。

(42) 除痰定喘丸

主治：痰喘胸痞，苔白。

组成：胆星一两半，姜半夏一两半，瓜蒌仁二两，橘红一两，杏仁二两，浙贝一两，茯苓一两，苏子一两。

用法：上药共研细末，水泛为丸，如梧桐子大，每服三钱，开水送下。

【审查意见】祛痰，宽膈，定喘，可用。

(43) 哮喘第四十三方

主治：感受风寒，身热致喘者。

治法：麻黄五分（蜜炙），杏仁一钱，苏子二钱，橘红二钱，桑白皮钱半，赤苓二钱，甘草五分，白果肉一钱，荆芥穗二钱，水煎服。

【审查意见】解表降逆有效。

(44) 哮喘第四十四方

主治：感受风寒，咳嗽气喘。

治法：前胡钱半，杏仁三钱，橘红二钱，苏子钱半，桔梗一钱，牛蒡子钱半，赤苓三钱，水煎，空心服，连服二剂。

【审查意见】有表证者可用。

(45) 哮喘第四十五方

主治：风热痰喘。

组成：冬桑叶八分，丝瓜络钱半，嫩桑枝一钱，淡竹茹钱半，枇杷露五钱（另冲），双钩藤钱半，瓜蒌仁钱半，白池菊一钱，川贝母八分，旋覆露五钱（另冲）。

用法：上药水煎，冲入枇杷露、旋覆露，饭前温服。

【审查意见】清热，散风，可用。

(46) 哮喘第四十六方

主治：肺热咳嗽气喘。

组成：川贝母一两五钱，知母一两五钱，杏仁一两，款冬花一两，旋覆花一两，五味子五钱，粟壳五钱，天门冬一两，桑白皮一两，枯芩五钱。

用法：共研细末，炼蜜为丸，如梧桐子大，每服三钱，开水送下。

【审查意见】清热、宁嗽、降气、定喘，有效。

（四）消化器病

1. 消化不良

(1) 消化不良第一方

主治：肠胃无力，消化不良。

治法：苍术炭二钱，炒五谷虫三钱，炒车前子三钱，陈皮炭三钱，炒于术三钱，煨肉果二钱，云苓三钱，姜朴钱半，鸡金炭三钱，炒霞天面三钱，半夏面三钱，焦薏仁三钱，水煎服，作汤剂，早晚空心服。

【审查意见】健胃剂，有促进消化机能之功。又兼有虚寒腹胀者，亦可藉各种炭化药品之吸收作用，使气体逐渐消失。然肠胃有热者，切勿滥用。

(2) 参术健脾汤

主治：脾胃虚寒停饮，饮食减少。

治法：野参三钱，茯苓四钱，白术三钱，炙草一钱，当归二钱，白芍一钱，生姜一钱，小枣三个，水三盅，煎一盅，温服。

【审查意见】去当归、白芍，加陈皮、半夏、建曲等较妥。

(3) 白雪膏

主治：脾胃虚弱，不进饮食，内伤虚劳，泄泻等。

大米一升，糯米一升，山药（炒）、莲肉（去心）、芡实各四两，白糖一两五钱，共为细末，搅令匀，笼蒸熟，任意食之。

【审查意见】此滋补剂，病后体虚弱者可用。

(4) 消化不良第四方

主治：脾胃伏火，唇口干燥，发热作渴，食欲不振。

组成：藿香叶七钱，黑山栀一两，生石膏五钱，酒军三钱，生甘草二两。

用法：上药共为细末，用蜜为丸，如梧桐子大，每服二钱，早晚服。

【审查意见】有泻热导滞之效。

(5) 消化不良第五方

主治：胃寒，肾寒，阳虚湿盛，肚腹胀大，脐腹冷痛。

组成：紫瑶桂一钱，沉香一钱，琥珀三钱，巴戟肉五钱，小茴香一钱，炒枳实五钱，全当归一两，紫油朴五钱，川杜仲五钱，黑丑五钱，大腹皮一两，赤苓二两，胡芦巴五钱，炒白芍一两，广木香五钱，砂仁五钱。

用法：上药各研细末，蜜丸，如梧桐子大，每服三钱，以车前草三钱，灯心五分，煎汤送下，食前空心服。

【审查意见】寒湿盛者，此方可用，虚证忌服。

（6）消化不良第六方

主治：面白肌黄，心跳头晕，目眩唇白，食量减少，饮食无味。

治法：炒白术三钱，煎汤代茶饮之。

【审查意见】脾虚者可用，但效力缓慢，以多服久服为佳。

2. 呕吐

（1）呕吐第一方（曲向塘）

主治：呕吐、哕呃等症。

组成：姜半夏钱半，紫厚朴钱半，广木香钱半，白茯苓三钱，砂仁二钱，竹茹二钱，炒枳壳钱半，橘红皮八分，生姜五分，甜杏仁五分。

用法：上药水煎，空心温服。

【审查意见】温中，降逆，和胃，止呕，有效。

（2）呕吐第二方

主治：时吐不止。

治法：生姜五钱，取汁，用黄酒冲服。

【审查意见】此系通行单方，轻症有效，重症宜加吴萸八分，川连四分，生赭石三钱，陈皮、法半夏、赤苓等再宜求其原因而治之。

（3）呕吐第三方

主治：一切呕吐。

组成：苏叶三分，川连二分，竹茹钱半，广皮一分。

用法：上药用百沸汤冲之，泡一时许，作浸剂。用食匙缓饮之。

【审查意见】此王孟英温热经纬方，别加竹茹、广皮二味，症单纯者，可用。

一、内科

(4) 呕吐第四方

主治：呕吐，呕气，饮食不下。

治法：丁香一两，枇杷叶一两，生姜三钱。水煎，分二次，空心服。

【审查意见】胃寒呕恶，此方可用。但枇杷叶须用布包煎之。

(5) 呕吐第五方

主治：胃部寒痛，呕吐不能食，有痰口不渴。

治法：良姜五钱，制香附五钱，炒白芍五钱，加红花二钱，白酒二两，煮红花，取浸汁，去渣，取酒和前药，量加白蜜为丸，如小豆大。每服一钱，食前米汤送下，日服一二次。

【审查意见】胃痛，俗名心口痛。此方治胃寒血滞成痛，确有伟效，但于胃热作痛者，不宜，须详审之。

(6) 清胃止呕汤

主治：胃火恶心呕吐。

组成：生石膏三钱，川黄连五分，生代赭石二钱，灶心土三钱，青子芩钱半，清半夏三钱，淡竹茹三钱，新会皮二钱，六一散三钱。

用法：上药煎汤冲入六一散，于食前微温服。

【审查意见】泻热，降逆，止呕有效。

(7) 解痧止呕汤

主治：痧结胸膈，呕吐不食，脉弱而沉。

治法：苏叶四分，黄连三分，吴萸五分，鸡内金五分，沉香钱半，川郁金三钱，乌药三钱，广木香钱半，用莱菔子引，水煎顿服。

【审查意见】食积气郁，此方可用。

(8) 呕吐第八方

主治：胸肋刺痛、呕逆嗳气、口苦、便秘、胃呆少食。

组成：金铃子二钱，元胡钱半，郁金钱半，青皮钱半，龙胆草五分，竹茹一钱，生白芍二钱，焦三仙三钱，熟军一钱，广皮一钱，枳壳钱半。

用法：用旋覆花钱半，真新绛钱半先煎代水熬前药，空心服。

【审查意见】有郁滞者，此方可用。

（9）虎肚沉香散

主治：反胃挟气（胃虚气逆不能纳食之故）。

治法：真虎肚一钱五分，上沉香五分，共研细末，勿近火，用生姜汤冲服，轻者分三次，食前服。

加减法：如兼胃气不降者，加煅赭石一钱（研细如霜）。

【审查意见】胃寒者，有效。有热者忌服。

3. 噎症

（1）噎症第一方（曲清斋）

主治：噎症。

组成：陈皮一两，多年崖头连草老土。

用法：将陈皮用土炒，研末，黄酒冲服。

【审查意见】有行气快脾作用。

（2）旋赭解郁汤

主治：食入则噎（因气痰交阻胃脘）。

组成：旋覆花二钱，代赭石二钱，橘红三钱，半夏曲三钱，当归二钱，川贝二钱，郁金三钱，枇杷叶二钱（布包），佩兰叶三钱。

用法：上药水煎，晚间空心服。

【审查意见】降逆化痰，可用。

4. 吐血

（1）吐血第一方

主治：吐血内崩，上气，面色如土者。

组成：侧柏叶三钱，干姜三分，陈艾钱半，生地三钱，贡阿胶三钱，藕节七节。

用法：水煎去滓，早晚空心服。

【审查意见】吐血无大热者，此方可用。干姜宜易泡姜。

(2) 吐血神效汤（赵图南）

主治：吐血。

组成：银柴胡钱半，当归三钱，生白芍五钱，茅术钱半，茯苓三钱，粉草钱半，汉三七钱半，藕节三钱，麦冬三钱，天冬三钱，制桃仁一钱，炒黄芩三钱，黑蒲黄三钱，川军二钱。

用法：水煎服，十灰散一服，分二次冲服，童便一杯。

【审查意见】吐血专剂，功效颇确，内有热者，宜去茅术、柴胡，加地生山楂等较妥。

(3) 止血神效汤

主治：因怒气伤肝，吐血不止之症，必见身热，头晕，胸中闷疼，脉数而苊。

组成：银柴胡钱半，当归三钱，生白芍五钱，茅术二钱，茯苓三钱，粉草一钱，丹皮三钱，炒栀子二钱，麦冬三钱，藕节三钱，桃仁钱半，汉三七钱半，川朴根钱半，炒枳壳二钱，落水沉香二钱。

用法：水煎，十灰散一服，冲服。

【审查意见】舒郁，降逆，清热，止血，可用。

(4) 吐血第四方

主治：因热吐血、便血。

组成：生地二钱，天冬二钱，麦冬二钱，棕炭钱半，黑芥穗钱半，藕节钱半，汉三七一钱，地榆一钱。

用法：以水两碗，煎一半，加童便少许为引，温服。

【审查意见】清热，止血，可用。然吐血须加镇逆之品，便血少佐收敛之药，较妥。

（5）吐血第五方

主治：吐血、衄血。

治法：生赭石三钱，将赭石研末，作散剂，以生地汁送下。

【审查意见】有镇逆之效，但末服太多，能害胃，宜煎服较妥。

（6）吐血第六方

主治：热壅于内，血管胀裂，致有呕血、下血以及咳血之病。

治法：犀角一钱，生地二钱，赤芍三钱，丹皮二钱，元参二钱，寸冬钱，藕节五节，水煎，早晚服。

【审查意见】此系犀角地黄汤加味，热症吐血者捷效。

（7）茧膘白及丸

主治：失血，不论吐血及女人血崩久不愈者。

组成：蚕茧壳三两（洗焙），鱼膘三两（蛤粉炒），白及三两（炒）。

用法：研末炼蜜丸，每服三钱，吐衄者，食后服，血崩者，空心服。血症可加黑木耳三两（洗炙）；血崩，加牛角腮（煅）三两；阴虚血亏，加入六味丸或四物丸中，各从其症加减。蚕丝壳须减去蛾，水洗，摊匾内，晒干，涂些白蜜炙，称净末三两，新制称八五折，须加重。鱼膘用蛤粉水飞过炒。白及炙炭存性。

【审查意见】功专止血，可用。

5. 胃痛

（1）胃痛第一方

主治：心痛彻背，缩脊，声不出者。

组成：五灵脂一钱，干姜五分，玄胡索五分，木香五分，砂仁一钱。上五味，以水一合半，煎取一合，纳童便一盅，分三次服之。

【审查意见】此方有逐瘀疏滞、行气散寒之作用。对于寒滞血凝，气机不舒，影响心脊神经作痛，脊柱挛缩者（寒则收缩之故）用之有效。

（2）胃痛第二方

主治：心胃热疼，身热口干，小便赤短。

组成：炒栀子二钱，炒干姜一钱，川芎钱半，川黄连钱半，香附三钱，陈皮二钱，粉草一钱，苍术钱半，枳壳二钱，乳香三钱。

用法：煎汤加姜汁一盅，温服。

【审查意见】宜去干姜及姜汁。

（3）香郁散

主治：各种心胃气痛，年久不愈者。

组成：青皮橘子一百个，香附一斤，郁金四两。

用法：先将橘子铺大蒸笼内，蒂眼朝上，用新布垫底，再将香附、郁金二味，研末掺入，于挨晚时盖好，蒸极透熟。每橘蒂眼上，放生姜一薄片，姜上加艾绒一小团，将艾燃烧，烧过另换姜艾，连烧三次。晒过一天，次晚再蒸，接连蒸晒九次，每一次，照前法连烧三次，无日晒，风吹亦可。制好，用资器收贮。每服时，连橘带药共一钱，用水煎一服，可煎二三次，早晚空肚服。

【审查意见】胃寒可用。

（4）胃痛第四方

主治：胃口疼，呕逆，上动，面色苍白。

治法：苍术钱半，紫朴三钱，杭芍三钱半，槟榔二钱半，香附钱半，砂仁钱半，神曲钱半，广皮一钱，茯苓二钱，没药二钱，青皮钱半，藿香钱半，生姜三片为引，煎服。

【审查意见】寒症有效。

（5）胃痛第五方

主治：胃脘瘀血作痛。

治法：五灵脂三钱，延胡索二钱，云苓三钱，通草二钱，焦芸曲二钱，水煎，早晚空心服。

【审查意见】有行瘀止痛之效，可用。

（6）玄参乌药散

主治：胃脘及腹痛。

治法：玄胡索三钱（醋炒），乌药一钱（研细如霜）。大人作一服，小孩分三服，食前开水送服。嫌味苦，加赤糖（服后缓进饮食，俟痛减少，食流动之食品）。

加减法：如有停饮者，加煅瓦楞子一钱；受寒者，加丁香五分；虫痛，加雄精五分；食痛，加红曲五分。

【审查意见】此系古方，有舒气逐滞之功，对于气滞血凝之胃脘痛，可用。

（7）胃痛第七方（赵图南）

主治：下部虚寒，肾气之直冲，心口疼痛难忍者。

治法：炒荔核三钱，广木香钱半，附子三钱，干姜二钱，桂枝尖钱半，生白芍三钱，焦术二钱，茯苓二钱，川朴根钱半，好沉香二钱，红大枣三枚（去核），煎服（轻者一剂，重者三剂）。

【审查意见】对症有效。

（8）二分金

主治：胃脘疼痛。

组成：丁香钱半，古月钱半，木香钱半，巴豆钱半（米炒去壳，水煮去油），明雄钱半，枳壳钱半（炒），红花五钱，五灵脂五钱。

一、内科

用法：上药共为细末，装瓷瓶内，每次用二分，按舌上，以唾津咽下即妥。

【审查意见】寒症体壮实者可用。

6. 胁痛

（1）胁痛第一方

主治：胁下疼痛，夜卧或劳动后，则疼痛更甚，以及时发时止之间歇性疼痛及肋间疼痛等。

治法：醋青皮二钱，鲜桃仁十四粒，酒白芍三钱，母丁香一钱，柴胡二钱，小茴香二钱（火焙），乌梅肉一钱，良姜一钱，郁金二钱，生姜为引，水煎作汤剂，空心服。

【审查意见】胁痛有瘀滞者可用。

（2）胁痛第二方

主治：肝积，胁下有块，撑痛。

治法：川楝子二钱，延胡索二钱，川连钱半，青皮二钱，山楂炭二钱，五灵脂二钱，当归尾三钱，三棱钱半，莪术钱半，茯苓三钱，广木香一钱，水煎，早晚服。

【审查意见】破积，行瘀，消滞，可用。

（3）左金丸

主治：左胁作痛。

治法：黄连六两（炒），吴茱萸一两（汤泡），上为末，作丸剂，空心服。

【审查意见】此系古方，胃热作酸有效，治胁痛功效不确。

7. 便秘

（1）五仁汤

主治：老年人气虚，大便燥结。

组成：郁李仁三钱，杏仁三钱，松子仁三钱，柏子仁三钱，火麻仁三钱。

用法：上药水煎，空心温服。

【审查意见】此系古方，滑肠润便甚效，如气虚者，须酌加参芪之类。

（2）便秘第二方（曲向塘）

主治：久病肛门干燥，大便不利。

组成：酒当归二钱半，阿胶珠三钱，肉苁蓉一钱八分，炒柏子仁钱半，冬葵子钱半，百合五分，炒大麻仁二钱半，甜杏仁钱半，川芎五分。

用法：上药水煎，空心午后服。

【审查意见】温通润下，虚寒者有效。

（3）便秘第三方

主治：暑月热极，贪冷食过度，以致三四天不大小便者。

组成：葱四两，生姜四两，吴茱萸二两，麦麸半升。

用法：上药共捣细末，用火炒热，以布袋盛之，暖于脐下。

【审查意见】此方效力太弱，宜设法兼用内服药治之。

（4）润字丸

主治：痰精瘀浊，大便不解。

组成：橘红二两，杏仁二两，牙皂一两，前胡三两，天花粉二两，枳实二两，甘草三钱，山楂肉二两，槟榔七钱，半夏一两，生大黄十二两。

用法：上药研细末，水泛丸，如桐子大，开水服二三钱（量人大小虚实酌定，有仅用钱许即解者）。

【审查意见】祛痰，逐瘀，通导便秘，有效。

8. 泄泻

（1）铁门闩

主治：久泄不止。

一、内科

组成：五倍子一钱、白矾三钱，黄丹二钱，生牡蛎三钱，黄蜡一两。

用法：上药四味，研末，黄蜡为丸，如绿豆大。小儿每次以五丸至七丸，大人每次以十丸为度，早晚开水送服。

【审查意见】全系燥涩之药，久泄当能生效，但宜酌加利尿之品为妥，如气虚下陷者，更须加入升提补气等药方，易收功。

（2）泄泻第二方

主治：久泻垂危者。

治法：骨碎补二钱，入猪肾中煨熟，乘热即食。

【审查意见】病轻者有效，重病不能胜任。

（3）四神丸

主治：脾肾双虚，午后作泻，不思饮食。

组成：肉果二两，补骨脂四两（炒），五味子二两，吴茱萸二两（炮）。

用法：上药为末，红枣四十九枚，生姜四两（切），水煮枣熟去姜，取枣肉捣和药丸，桐子大，空心盐汤送服。

【审查意见】古方，虚寒症可用。

（4）泄泻第四方

主治：炎夏纳凉过甚，胃肠受寒，至秋泄泻，日久不止（慢性泄泻），食思缺乏，消化力衰弱，强食上逆，肠鸣腰困，四肢无力，脉沉细，无力。

组成：附片四钱，熟地七钱，牡蛎六钱，白茯苓四钱，肉桂三钱，山药七钱，白芍五钱，磁石二钱半，阿片钱半。

用法：先将各药研细末，另将阿片焙干，研细（或用西药阿片末亦可），纳入诸药内和匀，丸如梧桐子大，早服用盐汤送下，晚服用重曹汤送下，早晚服量约二钱至二钱半。

【审查意见】各种虚寒症，此方有效，宜随症参酌用之可也。

（5）中元丸

主治：元气虚弱，饮食迟化，腹痛、肠鸣及脾冷泄泻。

组成：紫油朴四两，制附子四两，干姜七两，神曲六两，白术六两。

用法：上药为末，面糊为丸，梧桐子大，每服二钱，用米饮送下。

【审查意见】虚寒症可用。

（6）泄泻第六方

主治：肠鸣，腹痛泄泻。

治法：陈皮二钱，白芍三钱，白术三钱，防风钱半，赤猪苓各二钱，泽泻钱半，焦三仙三钱，荷叶引，水煎服。

【审查意见】利水兼消导方，白术宜改用苍术。

（7）泄泻第七方

主治：瘤冷洞泄，许久不愈。

组成：桂心一钱，附子二钱，干姜一钱，甘草钱半，川朴一钱，川军八分，焦三仙二钱。

用法：上药水煎，早晚空心温服。

【审查意见】此系本事方，温脾汤，加焦三仙，寒症有效。

（8）泄泻第八方

主治：形寒热甚，脉来弦数而促，舌苔满布，温度一百零四五度间，神志不清，脘闷面红，口干，上为呕吐，下为泄泻，里急后重，将成痢疾者。

组成：广藿香二钱，花槟榔钱半，莱菔子三钱，焦楂炭三钱，广郁金钱半，薄荷叶一钱，生枳实钱半，焦建曲三钱，佩兰叶钱半，川通草一钱，制半夏二钱，陈皮钱半。

用法：上药水煎，去滓，食前温服。

【审查意见】湿热泄泻,有积滞者,可用。

(9)泄泻第九方

主治:虚寒久泄,完谷不化,腹疼痛者。

组成:胡芦巴三两,补骨脂二两,白术三两,野党参一两,干姜三钱。

用法:上药杵为末,作散剂,成人每服二钱,小儿每服五分,清晨用开水送下。

【审查意见】普通止泻方,对症有效。

(10)泄泻第十方

主治:久病泄泻,完谷不化。

治法:白扁豆钱半(炒),土茯苓三钱,炒红曲三钱,金樱子二钱半,炒莲子三钱,炒芡实二钱半,炒泽泻钱八分,焦术二钱,炒麦芽二钱,白茯苓钱半,使君子五分,葛根五分,水煎服。

【审查意见】泻久脾虚者,有效。

(11)止泻神效汤

主治:久泻,五更泻,老人水泻,属阳虚者。

组成:鹿角霜三钱,炒菟丝子三钱,炒杜仲二钱,关东参一钱,肉桂八分,云苓三钱,炒乌梅肉三钱,赤石脂三钱,煨肉果二钱,焦升麻八分。

用法:上药水煎,空心温服。

【审查意见】此方温补固涩,颇合虚寒症止泻法则,用之当能有效。

(12)泄泻第十二方

主治:老年五更泻。

组成:焦白术一两,酒白芍一两,煨肉豆蔻五钱。

用法:研末水丸,每晚服二钱,开水送服。如不愈,再服一料,以愈为度。

【审查意见】脾虚症有效。

9. 便血

（1）神效止血汤

主治：一切大便下血。

治法：紫参八钱，粉草三钱，椿根皮三钱（炒），黑地榆三钱，三七钱半，炒槐花三钱，鲜姜三片，水煎服。

【审查意见】此方有凉血止血之功，便血有热者可用。

（2）便血第二方

主治：便血不止。

治法：炒僵蚕一两，乌梅肉一两五钱。共为末，醋糊丸，如桐子大，每服五十丸，醋送下。

【审查意见】方虽有效，惟少清热凉血之品，宜加小生地、黄柏、女贞子、丹皮、山栀等；又醋送下，不如用白水为便。

（3）便血第三方

主治：大便下血，在粪前者。

治法：侧柏叶一钱，当归钱半，槐花二钱，枳壳一钱（炒），黄连钱半，乌梅一个，生地黄一钱，川芎一钱，地榆二钱，荆芥一钱，甘草五分，生姜三片，煎服，服时不论在饭前或在饭后，总要离饭三时为妙。

【审查意见】凉血、止血有效，惟荆芥须炒焦用，生地宜加倍方妥。

（4）便血第四方

主治：大便下血。

治法：椿根皮二钱，茯苓三钱，石榴皮一钱，茶叶二钱，桑白皮二钱，党参二钱，生姜一钱，水煎，空心服。

【审查意见】气虚者可用。生姜不妥，宜去之。

一、内科

（5）便血第五方

主治：便血发热，肛门灼疼。

治法：生地三钱，杭芍二钱，当归二钱，槐米钱半，赤芍钱半，甘草一钱，银花三钱，水煎，空心服，日一次，连服二次。

【审查意见】清凉解热，活血止血，对症有效。

（6）便血第六方

主治：大便下血如注。

治法：椿根白皮为面，用水为丸，每服三钱，开水空心送下，服药宜忌生冷与有发性之食物百日为佳。

【审查意见】有清热止血之效。

（7）聚金丸

主治：积热下血。

组成：黄连四两，条黄芩一两，防风一两，冬月加酒蒸大黄一两。

用法：黄连分四分，一分生用，一分切炒，一分泡切，一分水浸晒，共研为末，曲糊为丸，如梧子大，每服五十丸，米泔浸枳壳水，食前送下。

【审查意见】有清凉燥湿之功，湿热下血可用。

（8）便血第八方

主治：大便下血，吐血，妇人血崩。

组成：羊血块一两（焙干研细），焦芥穗八分，炒丹皮三钱。

用法：共研极细末，作散剂，成人每服钱半，小儿每服五分，空心服，温水下。

【审查意见】此方止血又兼凉血，有效。

（9）紫参汤

主治：肠风下血。

治法：紫参八钱，粉草五钱，炒椿根皮三钱，炒槐花三钱，吴茱萸炒黄连三钱，鲜姜三片。煎服。

【审查意见】凉血、止血、活血，有效。若增入地榆二钱炒焦，功效较佳。

(10) 槐花散

主治：痔血，肠风，吐崩诸血。

组成：槐花三钱（炒），扁柏叶二钱（炒），荆芥咀三钱（炒黑），枳壳三钱（炒），枯黄芩二钱，全当归二钱。

用法：将以上各药用铜锅或砂锅炒过，共在一起，研末（或加小黄米一撮，改作汤剂亦可），成人每服一两五钱，女子加倍，小儿减半，米汤送下。

【审查意见】止血专剂，有效。

(11) 便血第十一方

主治：肠热便血。

组成：焦地榆三钱，生地炭二钱，炒槐花钱半，炒当归钱半，阿胶珠二钱，炒黄连八分，乌梅炭三钱，炒白芍二钱，炙甘草一钱。

用法：水煎，加童便一盅，温服。

【审查意见】清凉止血剂，便血有热者，尤称对症，有效。

(12) 便血第十二方

主治：大便下血。

治法：灶口土三钱，木耳炭三钱，百草霜三钱，煎汤常服。

【审查意见】大便下血，此方有止涩收敛之效。

10. 奔豚

(1) 文奔豚丸

主治：奔豚。

组成：云苓一两，当归三钱，川芎三钱，白芍三钱，川楝子三钱，荔核三钱，小茴香二钱，广木香三钱，青皮二钱，吴萸二钱，莪术二钱，槟榔三钱。

用法：上药研末，水泛为丸，开水送三钱五钱均可，若煎汤服亦可。

【审查意见】理血，行气，破积，散寒，有效。

(2) 武奔豚丸

主治：奔豚。

组成：杏仁一钱，二丑一钱，青皮一钱，小茴一钱，巴霜一钱，莪术一钱，官桂一钱，川芎一钱，良姜一钱，川椒一钱。

用法：共研末，水泛为丸，如梧桐子大，每服八九丸或十丸，开水送下。

【审查意见】寒证体壮实者，可用。

(3) 立止肾气汤

主治：肾气上动，心痛欲死。

治法：炒荔核五钱，广木香二钱半，鲜姜三片，煎服。

加减法：如寒甚，加附子二钱五分。

【审查意见】通行方，寒气凝滞者，可用。

11. 积聚

(1) 化积膏

主治：腹中积块疼痛。

组成：巴豆仁一百粒，蓖麻仁一百粒，五灵脂四两，阿魏一两（醋煮化），当归一两，两头尖五钱（去油），穿山甲五钱（去油），乳香五钱（去油），没药五钱（去油），麝香三分，松香斤半，芝麻油五两。

用法：上药除乳香、没药、麝香、阿魏等外，余药俱切片，浸油内三日，用砂锅煎药至焦黑色，去滓，入松香，煎一饭时，再入乳香、没药，然后取起，入水中抽洗，以黄金色为度。煎时，以桃柳枝用手搅匀，勿令枯，摊狗皮上，熏热贴患处，每日以热袜底熨，令热气深入为妙。

【审查意见】破积化瘀，外用有效，但须持续行之。

（2）积聚第二方

主治：腹中积块，或筋骨疼痛。

组成：六神曲半斤，吴茱萸二两，上安桂五钱，广木香五钱，明没药四钱，滴乳香四钱，南红花三钱，口防风三钱，荆芥穗二钱，辽细辛三钱，川甲珠三钱，五加皮一两。

用法：上药共研细末，再用大葱白半斤，生姜六两共捣为泥，将药面和匀，入锅内，加醋炒热，先缝两个细布布袋，将药装入袋内，置患部，递换熨之。

【审查意见】沉寒痼冷，用此外熨，有散寒止痛之效。

（3）祛风济生散

主治：男妇老少食积，寒积，一切惊风，肺胀，痰涎壅盛，喘促不宁，心胃疼痛，手足搐搦，牙关紧闭，哭不发声，耳目天吊，角弓反张，大便不利，种种危急等症。

组成：枳实一钱，防风一钱，南星一钱，礞石钱半，半夏一钱，雄黄三钱，朱砂三分，巴霜五分，川天麻五分，甘草五分。

用法：共为细末，大人重者每服五分，轻者三分，白汤送下，小儿重者每服一分八厘，轻者八厘，乳汤送下。

【审查意见】祛痰，镇痉，散风，消积，可用。

（4）积聚第四方

主治：腹中结毒，心下痞硬者。

组成：大黄三两，硝石一两五钱，甘草五钱，玄参五钱。

用法：上四味各别为末，以苦酒六合。先煎大黄，减二合,入甘草、玄参更煎,入饴状,下火后入硝石,搅之为丹,如桐子大。每服三钱,开水送服。

【审查意见】攻下之剂,病体均实者可用。

(5) 三仙丹

主治:食滞,痞满,肿胀。

组成:香附一斤(醋炒),五灵脂一斤,黑丑一斤,沉香一钱,白丑一斤。

用法:上药为末,醋糊为丸,如绿豆大。每服二五十丸,食后姜汤送下。

【审查意见】有瘀滞停水者可用。

(6) 积聚第六方

主治:湿流肠胃,气血停滞,右少腹板硬作痛。

组成:台乌药三钱,丹皮二钱,桃仁二钱,赤芍三钱,五灵脂二钱,当归须三钱,茯苓三钱,延胡二钱,青皮二钱,瓜蒌子三钱,枳壳二钱。

用法:水煎,空心服。

【审查意见】舒气,化滞,逐瘀,破积,可用。

(7) 积聚第七方

主治:虫积腹痛(凡属长期连续,时疼时止,年深日久,百药不效者,不论男女老少,皆可服用)。

组成:乌梅一个,红枣二枚、杏仁七个。

用法:上药共捣成丸,男用淡黄酒,女用淡醋,不拘早晚,空心冲服。

【审查意见】有杀虫之效,宜酌加消导之品。

(8) 积聚第八方

主治:冷瘕积聚。

组成:紫油桂一两,油厚朴一两,制香附一两,桃仁一两五钱,醋延胡八钱,川楝子八钱,蓬术八钱,山楂肉一两半,莱菔子一两,茯苓一两五钱。

用法:上药研细末,曲糊为丸,如桐子大。每次二钱,开水冲化,空心服。

【审查意见】寒积兼有瘀滞者,用之有效。

(9)积聚第九方

主治:癥瘕积块。

组成:川椒五钱,三棱五钱,巴豆五钱,吴萸五钱,葱白二两,生姜五钱。

用法:上药捣如泥,布包之,置脐上熨之。

【审查意见】可备试用。

(10)玉环来笑丹

主治:男女腹内年久寒积之症。

组成:火硝三分,银朱五分,枯矾五分,白胡椒按每岁加三粒加之。

【审查意见】留待散寒,可备取用。

12. 疝气

(1)疝气第一方

主治:男子坠气,由寒气凝结下焦者。

组成:炙升麻三钱,川乌药三钱。

用法:上药水煎服,连服二剂,无不神效(取病上而求诸下之义也)。

【审查意见】升提疏气之品,对症有效。

(2)疝气第二方

主治:疝气。

组成:小茴香五钱,川楝子一两,荔枝核一两,橘核子一两。

用法:上药共研细末,黄酒冲服。

【审查意见】寒湿症可用。

(3) 疝气第三方

主治：疝气。

组成：黑荔核五钱，小青皮二钱，小茴香三钱。

用法：上三味，共为细末，作散剂，以盐汤送下。

【审查意见】疝气通行方，可备用。

(4) 疝气第四方

主治：疝气（肾囊受寒湿，肿大如拳或如儿头者）。

治法：黄芪五钱，粉草一钱，当归三钱，茯苓三钱，薏仁三钱，扁豆二钱，焦术二钱，芡实钱半，再加灯心一大团，水煎服。

【审查意见】有渗湿之功。

(5) 疝气第五方

主治：疝气痛肿不可忍者。

组成：荔枝核四十九个，陈皮连白九钱，硫黄四钱（须置火上熔化，投水去毒）。

用法：将上药为末，盐水打曲糊丸，绿豆大。每服九丸，痛时空心酒下，次日再服，三次即愈。

【审查意见】壮阳散寒，利气除湿，寒症可用。

(6) 消疝逐瘀汤

主治：疝气肿痛，红赤高胀。

治法：小茴香（不炒）、川楝肉钱半，八角茴香八分（炒），广木香五分，炒桃仁二钱，粉丹皮二钱，山栀钱半，龙胆草二钱，水二盅，煎成一盅，去渣，早晚空心服。

加减法：如无红赤现象，可去桃仁、丹皮、龙胆草，加盐炒荔枝核三钱。

【审查意见】疝气兼有湿热者可用，但二茴、木香终嫌温燥，可以勿用。

(7) 疝气第七方

主治：疝气肾大如斗。

组成：八角大茴香二两，青皮二两，荔枝核二两。

用法：上药炒黄色，烟尽为度。置土上，以碗覆之，少时，取出研末。每服二钱，无灰酒下，清晨、午后、临睡各一服。

【审查意见】寒症可用，但须持续服之，方能奏效。

(8) 疝气第八方

主治：疝气，双胆偏坠。

组成：橘子核八钱，荔枝核七钱，川楝子六钱（盐炒），广木香三钱，小茴香四钱（盐炒），青皮三钱，川杜仲三钱，大腹皮三钱，香附三钱，沉香橼四钱，川大白四钱，莱菔片三钱，丝瓜络五钱。

用法：上药水煎服。

加减法：视病势减轻，可按原方酌减，或先减去腹皮、香橼、莱菔三药亦可。

【审查意见】用量太重，宜减去三分之二为妥。

(9) 橘红丸

主治：疝气便坠。

组成：橘红二钱，川楝子二钱，海藻二钱，海带二钱，昆布二钱，桃仁二钱（去皮尖），桂心一两，厚朴一两，枳壳一两，元胡一两，木通一两，木香一两。

用法：上药酒糊为丸，盐水送下钱半即妥。

【审查意见】咸寒泻热、散结、利尿，辛温化寒、行气、舒滞，对于外肾肿大、腹痛，寒热凝滞者，功效必佳。

(10) 疝气第十方

主治：小肠疝气。

组成：砂仁、陈皮、香附（醋炒）、荔枝根（炒）、小茴香（炒）各一两，枳壳一两五钱，木香三钱，沉香五钱。

用法：上药共研细末，面糊为丸，桐子大。每服一钱，黄酒送下。

【审查意见】湿寒症可用。

（11）疝气第十一方

主治：小肠疝气抽痛（慢性者更效）

治法：料角石一块研为极细末，红糖同升合量（即与料角石同量），以上二味和匀，装入磁罐内，封固，埋于地下。以三尺深为宜，待百日后，取出。每早服三钱，开水送下。

【审查意见】功效确否，尚待试用。

13. 寄生虫病

（1）寄生虫病第一方

主治：虫积。

治法：宿麦根八两（小儿减半），加红糖五钱。将宿麦根洗净，加水煎之，冲糖溶化。每日午前空心服。

【审查意见】此方是否有杀虫之效，尚待研究。

（2）寄生虫病第二方

主治：肠中蛔虫，时时心腹急痛，大便闭者。

组成：巴豆钱半，大黄三钱，鹧鸪菜五钱。

用法：将三味研细末，以米糊为丸，如绿豆大。早晚空心服，成人每服五分，小儿一分。

【审查意见】此通便驱虫剂，实症可用。虚弱者不宜。

（3）寄生虫病第三方

主治：吐蛔虫症，面瘦黄，手足冷，胃中空虚，脉象沉细。

组成：白术二钱，潞参二钱，干姜八分，茯苓三钱，乌梅二钱，蜀椒六分，甘草一钱。

用法：上药水煎，早晚空心服。

【审查意见】此方为温补杀虫剂，虚寒症可用。

（4）寄生虫病第四方

主治：虫积腹痛，喜食米茶炭土等物。

组成：使君子二两（去壳），天南星（姜制）、槟榔各一两。

用法：上药合炒，如喜食生米，用麦芽一斤炒；喜食茶叶，用茶叶炒；喜食炭土，用炭土炒。研药为末，蜜丸如梧子大。每服二钱，食前开水服。

【审查意见】此方有杀虫之效，各种肠寄生虫病可用。

（5）寄生虫病第五方

主治：小儿肠中各种寄生虫病。

组成：石榴根皮五钱，榧子三钱，槟榔三钱。

用法：上药研细末，作散剂。每服一钱，白水送下。

【审查意见】杀虫专剂，可以取用。

（6）加减四灵丸

主治：小儿五疳发热，肚大而瘦。

治法：大蟾一个，去足，开腹，去肠杂。入胡黄连末一两，用线缝合，外以湿纸包之。再以泥封固，令干，在炭火内烧通红，去泥纸，研末加后药，芦荟一分，麝香一分，熊胆一分，芜荑五分，上药共研末，以面糊为丸，麻子大。每服以粥饮下三丸，日三服，三岁以上加服。

【审查意见】小儿肠寄生虫病，可用。

（7）寄生虫病第六方

主治：小儿肠内有虫，无论绦虫、蛔虫、蛲虫等。

组成：使君子二两，芦荟一两五钱，麦芽二两，厚朴一两，川椒一两，芒硝五钱。

用法：前六味，共研细末，蜜和为丸，每五分重，共计为一百六十九丸。于饭前送下二三丸（如在乳儿期间，须减少,以一丸即足),日三次,至后渐减其量。

【审查意见】驱虫剂,肠寄生虫可用。

(8) 寄生虫病第八方

主治:虫积腹痛。

组成:苦楝皮七钱,使君子钱半,槟榔一钱,槐花一钱,吴茱萸二钱,炙甘草一钱。

用法:上药水煎,空心服。

【审查意见】杀虫剂,可用。

14. 气臌

(1) 气臌第一方

主治:气臌。

组成:大蛤蟆一个,砂仁,五灵脂,川朴,槟榔,广木香。

用法:大蛤蟆一个,剖开,以砂仁、五灵脂、川朴、槟榔、广木香各等分,填满蛤蟆腹中,用黄泥封固。炭火煅红,取出冷后研末,作散剂。每服三钱,陈皮煎汤,早晚空心调服,一日二次。

【审查意见】此方治气臌颇验,可备用。

(2) 秘传气臌饮

主治:气臌,腹胀如鼓,中空无物。

治法:百合五钱,乌药四钱,干姜五分,加水作成煎剂,代茶随时饮之。

【审查意见】治气臌,有效,可用。

(3) 气臌第三方

主治:气臌。

治法:汾河水初下来漂的沫,捞取数团,将沫稍热,加海沉香末或土茄楠末五分,用沫冲末,趁温饮之。

【审查意见】此民间通行方,可用。

(4) 气臌第四方

主治：气臌腹大。

治法：广橘皮二钱，五加皮二钱，大腹皮二钱，杭白芍三钱，连翘壳二钱，赤茯苓二钱，丹皮二钱，蒌皮二钱，水煎，温服。

【审查意见】行气消肿，气臌可用。若加入木香、制槟榔、广砂仁等更佳。

(5) 气臌第五方

主治：气臌

组成：杭白芍五钱，大腹皮二钱，川朴二钱，川楝子钱半，南沉香一钱，茯苓三钱。

用法：上药水煎，去渣，空心服。

【审查意见】此方可用，但应少佐桂枝，一以兴奋气机，一以缓白芍之寒，其效当过于此。

(6) 气臌第六方

主治：肿胀因气者。

治法：人参二钱，白术二钱，山萸肉二钱，山药五钱，熟地二钱，茯苓皮二钱，砂仁钱半，厚朴二钱，木香二钱，水煎服。

【审查意见】此乃温补剂中加茯苓皮之利水消肿，厚朴之除胀泄满，木香之行气舒滞，对于虚弱患者可用。惟熟地一味宜删去，以其滋腻壅塞，为肿胀所禁忌之品也。

(7) 气臌第七方

主治：臌症气滞。

组成：干白萝卜四两（切片），广木香钱半，商陆五分，麝香一分。

用法：上药研细末，成人每服一钱，小儿用量减半，温水空心服，一日一次。

【审查意见】气臌腹胀，此方可用，尤以实症为宜。

(8) 气臌灵药

主治：气臌。

组成：蟾皮三钱，香附子一两，乳没各三钱。

用法：上药各研细末，和匀，作散剂。成人每服二钱，小儿每服一钱，白水送下。

【审查意见】气郁不舒，腹胀疼痛者，可用。

(9) 气臌第九方

主治：气臌水臌，产后肚腹胀满，小儿气臌痞疾。

组成：胡椒三钱（炒黑），茶叶三钱，白糖三钱，干姜三钱，酒曲三钱，生蜜三两。

用法：上药用黄酒一斤，同药末共入锡壶内，煎剩一半为度。

【审查意见】气臌有寒症者，此方可用。

(10) 气臌第十方

主治：胀满，胸闷，嗳气不舒，气机拂逆酿成症。

组成：莱菔子一两，广木香二钱，香附米五钱，乌药六钱。

用法：上药先将莱菔子、广木香、香附米、乌药等共为捣研，以水滤汁，浸缩砂一两，经夜后，炒干，又浸，又晒，凡七次，为末。成人每服钱半，小儿每服三分，早晚米汤送下。

【审查意见】此方择药精纯，配合巧妙。为气臌有益无损之方。

(11) 鸡屎白前汤

主治：男女臌症。

治法：鸡屎白，以白水化开服之（但须澄清，若用纱布滤过，更佳），服后俟下行秽物即愈。

(12) 气臌第十二方

主治：臌胀症。

治法：大蛤蟆数个，焙黄，研末，黄酒送下。

【审查意见】鸡屎白、大蛤蟆，虽为臌胀成方，苟施治对症，确有功效，可以备用。

15. 虫臌

（1）虫臌第一方

主治：虫臌，肚腹胀大，时卒胀痛，唇上生疮，或生白点者。

组成：川姜黄二钱，真川椒二钱，净吴萸钱半，芜荑钱半，槟榔三钱，使君子三钱，榧子三钱，莱菔子三钱，广木香二钱。

用法：上药挫作散剂，每服二钱，乌梅煎汤送下。

【审查意见】温中散寒，消积杀虫，虫臌可用。

（2）虫臌第二方

主治：虫毒，腹胀如鼓，神昏，恍惚不宁。

组成：癞蛤蟆一个，辰砂七钱，使君子三钱，槟榔三钱，川椒二钱。

用法：端午节取蛤蟆一个，剖腹后，将辰砂、使君子、槟榔、川椒等研为细末，纳入腹内。悬至次日，以黄泥包之，火煅存性，俟冷再研，以水为丸。早晨空心服，成人每用二钱，小儿每用三分，以川朴一钱，煎汤送服。

【审查意见】肠寄生虫之臌胀症，此方可用。

（3）虫臌第三方

主治：虫臌腹大。

组成：木香八分，槟榔八分，大黄八分，雷丸八分，使君子八分，锡灰八分，赤苓八分，白豆蔻八分。

用法：上药以水二盅，连须葱五根，煎熟，俟温，五更时顿服。

【审查意见】肠寄生虫之臌胀，可用。

16. 腹胀

（1）叶氏宽鼓散

主治：肚腹胀大。

治法：大癞蛤蟆一只，剖开，去肠杂，用大砂仁填满腹中，以黄泥封固，在炭火上煅红。冷定去泥，研成极细末，作散剂。每服五分，以陈皮一钱，煎汤送下，食前空心服。

【审查意见】此为叶氏宽鼓散去五灵脂，治腹胀气臌等有效。

（2）腹胀第二方

主治：食积，气滞，腹胀大。

组成：丝瓜络三钱，川朴一钱，莱菔子一钱，陈香橼皮八分，灯心一钱，砂仁五分，大腹皮二钱，神曲二钱半，鸡内金两张、人中白五分（煅）。

用法：上药煎汤，食前空心服。

【审查意见】通行方，有行气消导之效，可用。

（3）腹胀第三方

主治：腹胀便闭者。

组成：八角茴香，火麻仁，生葱白，五苓散（药从略）。

用法：以八角茴香七个，火麻仁半两为末，生葱白三根（约二两）同研，煎汤。调五苓散，早晨空腹一次服之。

【审查意见】此方治水肿腹胀可用。

（4）腹胀第四方

主治：胀满。

组成：莱菔子二钱，牙皂角一钱，琥珀一钱，醋炒生军二钱，巴霜五分，降香五分，酒炒枳壳二钱，蝼蛄一只（去头、足、翅，酒炒）。

用法：上药各研细末，和匀，炼蜜为丸，如芥菜籽大。再用沉香、木香、陈皮各一钱研细末，黏于外面为衣。每服二分，食前空心服。以丝瓜络三钱，砂仁五分，通草一钱，煎汤送下。

【审查意见】实证可用。

（5）腹胀第五方

主治：食积腹胀。

组成：大麦芽三钱，鸡内金二钱，大腹皮三钱，川朴根二钱。

用法：上药研末，作散剂。成人用量，每服三钱，小儿用量，每服一钱五分，均用百沸汤冲服。

【审查意见】饮食停滞，吞酸嗳腐，腹胀如鼓者，此方可用。

（五）循环器病

1. 瘀血

（1）瘀血第一方

主治：陈久不化，附着性之瘀血，以致小腹作痛难忍。

治法：鸡血藤胶三钱，干漆二钱，䗪虫一钱，虻虫一钱，水蛭一钱，丹皮二钱，当归三钱，水煎，早晚服。

【审查意见】行血峻剂，有活血疏滞之效。实证可用，虚弱者不可轻试。

（2）血府逐瘀汤

主治：胸中疼痛。

组成：当归三钱，生地三钱，桃仁四钱，南红花三钱，枳壳二钱（炒），赤芍二钱，柴胡一钱，甘草一钱，桔梗钱半，川芎一钱，牛膝二钱。

用法：水煎服。

（3）膈下逐瘀汤（曲荣年）

主治：胸中疼痛。

组成：五灵脂二钱，当归三钱，川芎二钱，桃仁三钱，红花三钱，丹皮二钱，赤芍二钱，乌药二钱，元胡一钱，甘草三钱，香附钱半，枳壳钱半。

用法：水煎服。

【审查意见】二方皆有行瘀之功，胸疼有瘀滞者，尚属可用。

2. 水肿

（1）水肿第一方

主治：水肿症。

组成：黑牵牛二钱，槟榔二钱，云苓五钱，白术五钱，桂枝二钱，车前子二钱，泽泻二钱，木通二钱，干姜三分。

用法：水煎，早晚空心温服。

【审查意见】有泄水之功，可用。

（2）西瓜灰

主治：水臌。

组成：烂瓤西瓜一个，阳春砂仁四两，独头蒜四十九个。

用法：先将西瓜蒂处，用刀切一小孔，保留空薄壳，勿碎，将砂仁、蒜头装入后，仍以瓜蒂固盖。再用酒馕迅涂周外，约一寸厚，须密固，炭火四面炙之，约半日，用炭二十余斤。待其自冷，出炭去泥，碾成细末，味辣、色焦带黄为火候恰好之度，则有效，否则过度或不及，均无效。成人用量，每次二钱至三钱，小儿减半。白水冲服，每日三次，于食前服之。

【审查意见】此系古方，西瓜鲜用即可，不必用烂瓤者。

(3) 水肿第三方

主治：水臌。

组成：丝瓜络八钱，二丑五钱。

用法：上二味用巴豆一钱共炒，以丝瓜络黄色为度，拣去巴豆，再用陈仓米五钱共炒，以米发黄色为度，去米，将二味研细末。成人每服一钱至钱半，小儿每服三分至五分，随时俱用生薏仁煎汤送服。

【审查意见】古籍单方，有用丝瓜络以巴豆炒，去巴豆而用丝瓜者，此方仿照其意，再合二丑，则泄水之力尤大，制法颇佳。水臌可用，但以实证为相宜。

(4) 决壅汤

主治：水臌症属实者。

治法：牵牛二钱，甘遂八分，青皮二钱，大黄钱半，橘皮钱半，木香钱半，地肤子二钱，赤苓二钱，水煎服（作丸剂，亦可）。

【审查意见】此逐水峻剂，实证可用。

(5) 水肿第五方

主治：水臌。

组成：醋芫花四钱（炒微黄色），甘遂三钱，商陆三钱，广木香三钱，白胡椒三钱，巴霜一钱。

用法：用和好荞面，将药完全包裹，用微火煅煨，自白而黄，自黄而黑时，可将荞面去之。将药共研细末，醋糊为丸，如梧桐子大，镜面砂为衣。可服其一半，白水送下，如不见效时，再服一半之半量（若其症再现有干咳嗽者，则难治矣）。

加减法：阴臌，原方加白胡椒二钱，阳臌加芫花一钱，神曲三钱，气臌加广木香三钱。

【审查意见】此方每次服量二三分，每日服量七八分即妥。原件用量,每服八钱之多,未免太过。

(6) 水肿第六方

主治:水气、面目四肢浮肿,以手按之,随手而起。咳嗽喘急,不得安卧者。

治法:葶苈三钱,猪苓二钱,椒目一钱五分,黑丑二钱,泽泻三钱,桂枝二钱,加葱白二茎,水煎服。

【审查意见】此逐水利尿峻剂,实证可用。

(7) 水肿第七方

主治:水肿症。

组成:枳壳、芫花(醋煮)各等分。

用法:上药共捣极细末,为丸,如梧桐子大,成人每服三十丸,小儿每服五丸至十丸,白汤下。

【审查意见】此泄水之剂,水盛而体壮者可用。

(8) 水肿第八方

主治:水肿。

组成:黑丑二两,大黄三两,陈米饭糕一两。

用法:共为细末,糊丸,如梧桐子大。成人每服三十丸,小儿每服五丸至十丸,姜汤送下。

【审查意见】此方泄水最妙,但须壮实者,方可取用。

(9) 水肿第九方

主治:水肿腹胀紧如鼓。

组成:槟榔末五钱,甘草一分,桑白皮一两,商陆一两。

用法:上三味水煎,每服调下槟榔末。

【审查意见】逐水峻剂,实证可用。

(10) 水肿第十方

主治:水肿。

组成:郁李仁一钱五分,牵牛一钱,芒硝一钱,甘遂八分，木香八分。

用法：上药水煎，早晚空腹服（小儿分作四次）。

【审查意见】泄水峻剂，实证可用。

(11) 十枣汤

主治：水肿。

组成：芫花一钱，大戟一钱，甘遂一钱，大枣十枚。

用法：上药水煎服，待水泄肿消，再服下方（人参二钱，附子一钱，干姜一钱，甘草一钱）。

【审查意见】前方系仲景十枣汤原方，为治水专剂。宜加陈皮、川朴、大腹皮、砂仁、法夏、赤苓等较妥。后方须阳虚者，方可用之。

(12) 水肿第十二方

主治：遍身水肿，小便不通，大便秘结，脉象沉实。

组成：甘遂五分，芫花钱半，大戟钱半，肉桂五分，油厚朴五分。

用法：上药各研细末，和匀。成人用量，每次一钱，小儿用量，每次三分至五分，饭前空心白水送下。

【审查意见】十枣汤为水肿专剂，此方去枣加桂朴，逐水又兼温运，寒症水肿，当能有效。但以实证为宜，虚证不可轻用。

(13) 水肿第十三方

主治：水肿症之属实者，大便秘结，小便短少，肚腹满闷，脉洪而数（肚腹触之有波动者）。

组成：黑牵牛二钱（炒），大黄二钱，地肤子二钱，车前子三钱（另布包），大腹皮二钱，甘遂一钱（面煨），肉苁蓉二钱，芫花一钱（面包煨），大麦须三钱，香附一钱五分。

用法：上十味，作汤剂，空心服，以水三盅，煎一盅，日服一剂，连服二三剂。小儿五岁以内者勿用，五岁以外者因年龄加减。

【审查意见】此方治水肿，药性既峻，用量亦重，非大实症未可冒用。

(14) 水肿第十四方

主治：水肿。

组成：田螺五个，大蒜二个，鲜车前草三两。

用法：上药共捣为膏，大如饼状，将饼覆于脐上，以洁净布条缚之。

【审查意见】腹水肿胀属热者，此方可用，属寒者不宜。

(15) 水肿第十五方

主治：水肿水胀，形气俱实。

组成：黑丑四两（炒），大黄二两（酒浸），甘遂一两，大戟一两，芫花（醋炒）、青皮一两，橘红一两，木香五钱，轻粉一钱。

用法：上药研末，糊丸，如梧桐子大。每服一钱，开水送服。

【审查意见】此亦逐水峻剂，实证可用。然宜删去轻粉，以其具有强烈之毒质，攻下之力，极为猛峻，内服殊非所宜。

(16) 水肿第十六方

主治：肿胀。

组成：甘遂等分，大戟等分，木香等分，巴霜等分，杏仁等分。

用法：上药共研为末，米饭糊丸，如梧子大。每服一分开水送下。

【审查意见】逐水峻剂，实证相宜。

(17) 加味十枣丸

主治：水肿。

组成：红芽大戟钱半，芫花钱半，甘遂钱半，川椒目一钱，大红枣十个。

用法：上药共为细末，先将大枣煮熟，去皮用糊为丸，共做四丸。初服二丸，大便下水，如下不尽，再服二丸，完全下尽，肿气渐消。

【审查意见】此治水肿之峻剂，实证可用。但用量每服二丸，计有甘遂七分许，似嫌过多，宜酌减之。

(18) 神效雪肿汤

主治：一切气肿，水肿等症。

治法：茯苓三钱，大腹皮七钱，桑白皮二钱，广陈皮二钱，生姜皮三钱，白术五钱，槟榔片钱半，猪苓一钱，泽泻钱半，广木香钱半，莪术三钱，砂仁二钱，炙草一钱，水煎服。

【审查意见】利水消肿剂中加行气、温胃、消瘀等品，药方平和，功效亦佳。

(19) 水肿第十九方

主治：产后水肿，并诸血毒生肿者。

治法：琥珀一钱五分，商陆二钱，桂枝八分，反鼻五分，猪苓七分，水三盅，煎一盅，温服。

【审查意见】反鼻不详何药（疑是反鼻蛇之简称，未知确否）。余药对于水肿，尚属可用，但产后似嫌太猛耳。

(20) 泄水定喘汤

主治：水气，偏身肿满，上气咳逆，小便涩少。

治法桑根白皮一两，泽漆茎叶一两，赤茯苓一两，甜葶苈一两，杏仁一两，郁李仁五钱，生姜皮二钱，川朴少许为引，水煎顿服。

一、内科

【审查意见】此方宜先喘而后肿者。然作煎剂，杏仁以上各种药品，用量究嫌太重，宜酌减轻。而杏仁尤不宜用一两做煎剂，以减至三钱即足，否则恐有中毒之虞。

(21) 水肿第二十一方

主治：水肿，小便不利，颜面苍白（属于血虚有热者）。

组成：当归三钱，浙贝母二钱，苦参一钱，冬葵子三钱，茯苓五钱（连皮），晚蚕沙三钱，海金砂二钱，车前子二钱，泽泻钱半，台乌药一钱。

用法：上药水煎，顿服。

【审查意见】此为当归贝母苦参汤与葵子茯苓汤之合方，又加入利水之品，水肿利尿，确有卓效。

(22) 消胀丸

主治：水肿胀满。

琥珀一钱，黑丑二钱，葶苈钱半，猪苓二钱，泽泻二钱。

用法：共研细末，和匀，蜜丸，如桐子大。每服三钱，用葱一钱。煎汤五更时送下。

【审查意见】水肿可用，虚人忌之。

(23) 水肿第二十三方

主治：水肿在胸、腹、腰、腿等部者。

组成：大戟等分，甘遂等分，滑石等分。

用法：上药研末，用好醋调匀。加面糊和匀，涂于肿处，上覆白布包之。

【审查意见】戟、遂、滑为利水专药，以醋和之，则能深入组织，用以外治水肿，当然有效。

(24) 水肿第二十四方

主治：水气，通身浮肿，烦躁喘咳，小便不利。

组成：泽泻七分，商陆七分，赤小豆七分，羌活七分，大腹皮七分，椒目七分，木通七分，秦艽七分，茯苓七分，槟榔七分，生姜三片，白术二钱。

用法：上药水煎，温服。

【审查意见】水气遍身浮肿者，可用。烦躁者，应加重木通。

（25）水肿第二十五方

主治：半身以下水肿如鼓。

组成：陈皮二钱，茯苓皮三钱，姜皮三钱，桑白皮三钱，大腹皮三钱，桂枝尖二钱，路路通二钱，木通二钱，车前子钱半（用布另包）。

用法：上药煎汤，早晚空心温服。

【审查意见】此五皮汤加味，周身浮肿，可以应用。

（26）水肿第二十六方

主治：头面虚浮，四肢肿满，心腹臌胀，上气喘促。

组成：大腹皮（黑豆汁洗）、茯苓皮、陈皮、桑白皮，以上四味各一钱五分，生姜皮八分，大枣二枚。

用法：用砂锅将上药，照量秤准，混合煎之，时间以一时半为限，切不可将药煎焦。煎好后，日服二次，头次以食前早晨为宜，二次以晚间临卧时为宜。

【审查意见】此系古方，水气浮肿可用。

（27）水肿第二十七方

主治：肾脏性水肿（其肿由眼下如卧蚕，继至全身，则有小便不利，腰酸脚弱，脉微无力等现象）。

治法：金匮肾气丸每服三钱，另以甘遂二分，葱白三节，煎汤于每日早晚，空心以此为汤，将丸药送下。

【审查意见】水肿小便不通者，可用甘遂、葱白，虚人慎用。

（28）水肿第二十八方

主治：水肿。

治法：蚕沙等分，滑石等分，水煎温服。

【审查意见】此方有清凉利水之效，轻度水肿有热症者可用。

（29）水肿第二十九方

主治：水肿。

组成：防己一两，椒目一两，葶苈子一两，大黄一两，赤苓五钱。

用法：上药研末，炼蜜为丸，如梧桐子大。每服一丸，开水送下，日三次。

【审查意见】此金匮己椒苈黄丸加味，治水肿殊效。惟服量一丸嫌轻，每服宜用一钱至二钱方妥。

（30）水肿第三十方

主治：水肿胀。

治法：茯苓五钱，白术五钱，泽泻五钱，陈皮三钱，大腹皮三钱，桑白皮三钱，木瓜三钱，槟榔三钱，砂仁二钱，木香二钱，苏叶一钱，煎服。

【审查意见】此方颇验，水肿可用。

（31）水肿第三十一方

主治：水肿。

组成：绿豆三分，商陆半斤。

用法：上同煮，候豆熟为度，只吃豆。

【审查意见】此方用法新奇，为治肿之单方，可用。

（32）水肿第三十二方

主治：水肿。

组成：莱菔子五钱，车前子五钱，生姜三钱，牵牛子二钱。

用法：研细曲糊为丸，桐子大。成人每服一钱五分，小儿每服五分至一钱，白汤送下。

【审查意见】方药颇纯，水肿用以泄水，有效。

(33) 水肿第三十三方

主治：积水，或饮水过多，四肢肿而身热。

治法：赤小豆二钱，陈皮二钱，莱菔子二钱（炒），甘草五分，木香五分，砂仁一钱，姜枣引，水煎服。

【审查意见】此方有泄水消积之功，可用。

(34) 水肿第三十四方

主治：水肿。

治法：桑白皮二钱，茯苓皮三钱，生姜皮钱半，大腹皮二钱，陈皮三钱，葶苈子二钱，白术五钱，水煎服。

附记：先针三阴交穴，取平补泄法，后再服药。

【审查意见】水肿通行方，可用。

(35) 水肿第三十五方

主治：水肿，项部肿，夜重者。

治法：白萝卜切片，煎汤服。

【审查意见】此方体壮体虚者咸宜，但力缓效慢，非多服久服不效。

(36) 水肿第三十六方

主治：水肿症。

治法：甘遂五分，芫花八分，元明粉一钱，茯苓三钱，姜半夏三钱，陈皮钱半，元胡一钱，车前子一钱，煎温服。

【审查意见】泄水之剂，气滞水停者可用。

(37) 水肿第三十七方

主治：水肿。

组成：猪苓、泽泻、神曲（炒）、麦芽（炒黑）、赤小豆（炒黑）各等分。

用法：煎服。

【审查意见】此利尿剂，水肿可用，但无服量，宜用三钱至五钱煎汤可也。

(38) 水肿第三十八方

主治：肿小便不利者。

组成：瞿麦一钱五分，瓜蒌根二两，大鸡子一个，茯苓三两，山芋三两。

用法：上药为末，蜜丸，梧子大。每服三丸，日三服，开水下。

【审查意见】水肿，溺闭，此方可用。

(39) 水肿第三十九方

主治：水肿腹胀。

组成：大戟等分，芫花等分，甘遂等分，海藻等分。

用法：共研细末，用醋调面，和匀。涂患处，以软绵裹住。

【审查意见】此方外治水肿，可以生效。

(40) 水肿第四十方

主治：水肿，水臌，血臌，食臌。

组成：商陆钱半，大戟钱半，轻粉钱半，巴豆二钱（去油），生硫黄一钱。

用法：上药共研细末，和为饼。先用新绵放脐上，次以药饼当脐按之，外用布捆紧即妥。

【审查意见】此为各种实性水肿胀满之外治良法，可用。

(41) 水肿第四十一方

主治：水臌肚大。

组成：商陆根等分，滑石等分，胡椒减半。

用法：上药共研细末，醋糊和匀，摊布贴在肚上。

【审查意见】此腹水外治法，可以取用。

(42) 水肿第四十二方

主治：腹水（俗名水臌）。

组成：芒硝等分，甘遂等分，麝香少许。

用法：上药共研极细末，醋调面糊，和匀，敷脐周围。

【审查意见】此方逐水与兴奋药合用，外治腹水，虽不能完全奏效，总可减轻症状，可以取用。

(43) 水肿第四十三方

主治：水臌。

组成：芫花五钱，葱白四两，麝香五分。

用法：上药将芫花研末共捣成膏，贴肚上。

【审查意见】此为水肿外治良法，大可备用。

(44) 水肿第四十四方

主治：水臌。

组成：轻粉二钱，巴豆四钱（去油），生硫黄一钱，葱白四钱，生姜四两，吴茱萸二两 麦麸子半升（炒）。

用法：将各药品共捣研成饼，先以新绵一片，铺脐上，次以药饼当脐按之，外用帛缚，如人行五六里许，水自泻下。候三五度，除去药饼，以温粥补之。久患者，隔日方去药饼，其效如神。

【审查意见】药虽峻烈，但外用绝不为害，确为各种实臌之外治良方。

(45) 实脾散

主治：阴水，小便清利，通身肿满或放水后而仍肿者。

组成：厚朴一两，白术一两，木瓜一两，木香一两，草果一两，大腹皮一两，附子一两，茯苓一两，干姜一两，甘草五钱，连皮扁豆一两。

用法：上药共捣为散剂，每服二钱（小儿八分至一钱二分），用开水送下，一日二次。

【审查意见】此方作泄水之后之辅佐药则可。若欲专任以治水肿,恐效力薄弱,不能胜任耳。

(46)水肿第四十六方

主治:水肿。

组成:白术十两,茯苓八两,枳壳四两,石钟乳八两,附子五两,肉桂三两,半夏三两,人参十二两,细辛三两,水萍三两,木通五两(附子、肉桂、童便炒)。

用法:上药均研细末,为散剂。早午晚日三服,早午黄酒送下,晚童便送下,成人每次三钱,小儿每次一钱。

【审查意见】此为治阴水之方,如肿先由下起,小便清白而欠通,少气不足以息,当必有效。阳水用之,立见危殆,慎之。

(47)阴水立愈煎

主治:胸腹胀大,通身肿满,发烦躁渴,面赤,气逆,两足冰冷,脉细,或浮大者。

组成:吴茱萸一钱,附子八分,人参七分,干姜一钱,海沉香二钱,川椒目二钱,乌药二钱,知母二钱,泽泻二钱。

用法:先用泽兰叶一两,煎汤代水,熬药顿服。

【审查意见】此方治阴水而兼虚阳上浮,阴火冲逆者有效。

(48)水肿第四十八方

主治:水臌初起实证。

组成:广木香一钱,槟榔二钱,川军三钱,使君子三钱,白豆蔻二钱,芫花五分,甘遂八分,连须葱三根,大枣三枚。

用法:水二盅,煎八分,早晚服,尽剂。

【审查意见】此方宜治阴水,小便清白而不利者可用。

(49) 水肿第四十九方

主治：水肿脉沉溺闭。

组成：南沉香五分，肉桂五分，猪苓二钱，茯苓三钱，陈皮一钱，腹皮二钱，车前子一钱。

用法：水煎，温服。

【审查意见】利水消肿剂中，更加温热调气之品，寒证水肿，此方可用。

(50) 水肿第五十方

主治：水肿，小便不利，脉沉迟无方，自觉恶寒者。

组成：于术三钱，桂枝尖二钱，茯苓片二钱，甘草一钱，干姜三钱，人参三钱，威灵仙钱半，淡附片一钱。

用法：水煎，空心温服。

【审查意见】阴寒水肿，此方可用。

(51) 水肿第五十一方

主治：水肿腹胀。

组成：黑丑四两，茴香一两（炒），莱菔子一两（炒）。

用法：上药共研细末，作散剂。成人每服钱半至二钱，小儿极量一钱，姜汁汤送下。

【审查意见】阴水，小便不利，腹痛不舒者，可用。

(52) 水肿第五十二方

主治：阳水肿胀。

组成：续随子二两（炒去油），大黄一两。

用法：上研末，酒水为丸，绿豆大。成人每服五十丸，小儿每服五丸至十五丸，白汤送下。

【审查意见】续随子行水破血，大黄泻热通便，二者相伍为用，对于水肿之实热证可用。

(53) 水肿第五十三方

主治：遍身肿胀。

组成：麻黄五分，杏仁三钱，石膏三钱，赤小豆二钱，甘草五分。

用法：水煎，温服。

【审查意见】有利水泻热之功，阳热证可用。

(54) 水肿第五十四方

主治：阳虚水肿，按之没指，呼吸急促，小溲不利。

组成：制附片一钱，云苓三钱，泽泻三钱，椒目五分（炒），淡干姜钱半，苍白术各三钱，焦车前三钱（包），防己三钱，丽参三钱，通草钱半。

用法：上药水煎，食前服，日一次，连服三日。

【审查意见】阳虚水肿可以服用，但车前不宜焦用。

(55) 秘传阳水煎

主治：阳水，小便短赤不利，其肿先由腹部或眼窠下肿起，渐至通身，肿而光亮，咽干口渴，脉沉细数。

治法：生龟板五钱，川黄柏一钱，海金砂三钱，晚蚕沙三钱，猪苓二钱，泽泻二钱，泽兰三钱，黑豆百粒为引，加水慢火作成煎剂，空心顿服。

【审查意见】肿而光亮，便赤溺涩之阳肿，可用。

(56) 水肿第五十六方

主治：肾脏炎性肿。

组成：大黑皮西瓜一颗，大蒜头十二两，阳春砂四两。

用法：将西瓜蒂部切去一盖，如五寸碟大，挖去瓜瓤，留皮约四分厚。再将大蒜去梗，连皮切片，砂仁去壳打碎，加入瓜内。仍将切下之盖，用篾籖签上，外涂酒坛泥寸许厚，再敷以敷砻糠，用木柴青炭炙存性，研极细末，瓶贮勿令泄气。每日清晨或临卧时，开水送下，一日一次，每次成人服一钱，小儿减半或三分之一。

【审查意见】有清热，和胃，利水之力，肿兼消化不良者，可以用之。

（57）水肿第五十七方

主治：肿胀，气息喘急者。

组成：白术二两，大麦穗二两，茯苓一两，赤小豆三钱，地肤子三钱，泽泻二钱。

用法：上药水煎服。

【审查意见】此方治水肿而兼胃肠虚弱者，甚效。但气息喘急，应加桑皮、杏仁为妥。

（58）乌鱼汤

主治：水气肿胀。

组成：乌鱼一条（重约十二两至一斤），生于术三钱，陈皮二钱，木瓜三钱，云苓三钱，桑皮二钱，生姜皮一钱，苏叶一钱。

用法：上药，先以水五碗煎乌鱼，成稠汤，以汤代鱼煎药。食前空心，分数次温服。

【审查意见】脾虚水肿，可以服用。但乌鱼腥臭，恐有腻胃之弊，宜去乌鱼为妥。

（59）加减胃苓五皮汤

主治：一切肿胀，苔白而腻，小便不利者。

组成：杜苍术八分，川朴钱半，生晒术一钱，茯苓三钱，建泽泻钱半，猪苓钱半，安边桂三分，香橼皮三钱，新会皮钱半，桑皮二钱，五加皮三钱，生姜皮一钱，大腹皮二钱。

用法：先以生薏米一两煎汤代水，作成煎剂。清晨顿服，一日一剂，连服三剂。

【审查意见】此方健脾利水，水肿最宜。

（60）泄水至神汤

主治：水肿病，上下肿胀，肾囊肿大，饮食减少。大便

一、内科

秘结，小便不利等症。

组成：白术二两，大麦须一两，茯苓一两，赤小豆三钱，加地肤子三钱。

用法：将上五味用三碗，混于一处，煎好，空心温服。

【审查意见】此方健脾利尿，水肿可用。但用量太大，须酌减三分之二，方可。赤小豆、地肤子可仍照旧。

（61）水肿第六十一方

主治：水肿胀满，小便不利。

组成：赤苓一两，生于术一两，赤小黑五钱，建曲五钱，车前子一两，大麦须五钱，小枳实三钱。

用法：上药浓煎，分数次服，每隔二小时服一次，食前空心服，一日一夜服完。

【审查意见】利尿健脾，水肿可用。

（62）筑堤防水汤

主治：放水后而仍肿者。

组成：白术一两，苍术五钱，人参四钱，全当归五钱，赤白茯苓各三钱，肉桂钱半，泽泻二钱，枸杞三钱，黑大豆一合为引。

用法：上药捣细末，为散剂，每用百沸汤调下钱半，日二次。

【审查意见】此方健脾利湿，放水后可作为调补之剂。

（63）水肿第六十三方

主治：水臌胀满。

组成：苍术一钱，白术一钱，茯苓一钱，陈皮一钱，枳实一钱，香附子八分，猪苓八分，泽泻八分，大腹皮八分，砂仁七分，木香三分。

用法上药入生姜、灯心，煎服。

【审查意见】轻度水肿，此方宜用，灯心太无谓，不用亦可。

(64) 水肿第六十四方

主治：水气臌胀。

组成：楮实子，茯苓，白丁香。

用法：上药以洁净釜，用楮实子一斤，水二斤，熬成膏，茯苓三两，白丁香一两五钱，为末。以膏和丸，如梧子大。早晚空心服之，至小便清利，胀清为度。

【审查意见】轻度水肿，多服始克生效，重症则不能胜任。

(65) 水肿第六十五方

主治：水肿胀满。

组成：炒黑丑三钱，煨甘遂二钱，炒车前子一两，紫瑶桂五分，大腹皮三钱。

用法：上药煎汤、空心服。

【审查意见】新病壮实者可用。

(66) 水肿第六十六方

主治：水肿初起。

组成：葶苈二钱，甘遂五分，厚朴一钱，南枣五枚。

用法：上药焙干，研细末，成人每服一钱，小儿每服三分至五分，空心温水送下，一日一次。

【审查意见】胸水，腹水，属实证者，可用。

(67) 经验理中丸

主治：水肿症。

组成：猪牙皂三钱，广木香钱半，红芽大戟二钱半，甘遂一钱，黑丑二钱。

用法：上药五味，共捣细末，用红枣肉为小丸（每料制六百粒），每日早晨食前，壮者，每服五十丸，羸弱者，每服三十丸，开水送下，隔二三日服一次，肿消尽为止。

一、内科

【审查意见】强有力之泄水剂,实证可用。

(68) 水肿第六十八方

主治:水肿胀急,大便不通,大实大满。

组成:郁李仁二两,大黄一两,牵牛一两,芒硝五钱,甘遂五钱,木香三钱。

用法:上药研末,入生姜自然汁,和如稀糊,每服二钱。

【审查意见】水肿兼肚腹胀满,大便不通者可用,否则不宜。

(69) 水肿第六十九方

主治:水气,身面肿,垂危者。

组成:桑白皮二钱,茯苓三钱,郁李仁二钱,橘皮二钱,海藻钱半(洗),赤小豆四钱,地肤子二钱。

用法:水煎,温服。

【审查意见】水肿通行方,可用。

(70) 水肿第七十方

主治:水气臌胀。

组成:商陆三钱,甘遂三钱,广木香三钱,芫花四钱,神曲三钱,胡椒三钱,巴豆一钱(去油),镜砂一钱(研细),蝼蛄七个(火焙)。

上九味,共研细末,醋糊为丸,成人用量,每服五钱至七钱,第二次减半,小儿用量,每服一钱至钱半,开水送下,饭前服。

【审查意见】此水肿峻剂,实证可以酌用,如体弱者,恐有随下而致气脱之虞。巴霜宜用五分,成人每服二钱至三钱,小孩每服五分至八分即妥,原方用量太重,不宜取用。

(71) 半边散

主治:水肿腹水,脉实大有力,体格强壮,大便结闭,小便短赤。

组成：甘遂二钱，大戟二钱，芫花二钱，蝼蛄十二只，丝瓜络一钱五分，长尾五谷虫七只。

用法：捉活蝼蛄背腹剖为二片，焙干记左右，各包研末，长尾五谷虫制法，亦如蝼蛄。另将诸药研末，作散剂。每日分早午晚，服三次。开水送服一次，服七分，如欲消左边之肿，以左边蝼蛄末及五谷虫末，加入药内，余仿此。

【审查意见】泄水峻剂中，更加蝼蛄之咸寒通便，五谷虫之性寒泻热，丝瓜络之舒通郁滞，用施治水肿症之兼有停滞及身体壮实者，颇属对症，可用。

3. 血臌

（1）血臌第一方

主治：病人脸背发现红丝之血臌症。

组成：鸡血藤胶三钱，粉丹皮二钱，桃仁二钱，藏红花一钱，干丝瓜一两（去皮），赤芍二钱，路路通三钱，旱三七一钱，荆三棱一钱，郁李仁三钱，郁李根三钱。

用法：水煎，早晚空心温服。

【审查意见】此方活血通络，治血臌最宜。

（2）鲤鱼汤

主治：血臌虫腹胀。

组成：大鲤鱼约重十二两至一斤，沉香五分，琥珀五分，归尾三钱，泽兰二钱，赤芍二钱，通草二钱，姜片一钱，马鞭草一两。

用法：先将鲤鱼洗净，剖开去肚肠，用马鞭草、通草先煮鱼汤，去鱼以汤代水，煎药，食前空心服。

【审查意见】瘀血腹胀，此方可用。但鲤鱼有腥臭味，最能害胃，宜慎用之。

(3) 血臌第二方

主治：血臌作痛。

组成：女儿石些许，丝瓜三钱，藏红花五分。

用法：先将丝瓜、红花煎汤，次将女儿石用长流水研开，约有一茶盅为度，然后与药汤调和搅匀，早晚空心服。

说明：女儿石系俗名，女子遇干血痨病故后，干血凝结如石，从墓中取出此物，即能治病。

【审查意见】女儿石治瘀血臌胀，是否有效，尚待研究。

(4) 血臌第四方

主治：血分瘀结之水肿。

组成：莪术一钱，川芎一钱，桃仁一钱，丹皮一钱，元胡一钱，槟榔一钱，陈皮一钱，赤芍一钱，大腹皮一钱，赤苓一钱，葶苈一钱，瞿麦一钱，大黄钱半，甘草五分，姜枣引。

用法：水煎，空心温服。

【审查意见】水肿兼血瘀者可用。

(5) 血臌第五方

主治：妇人血臌，水肿，并虚人臌胀。

组成：活鲤鱼一条（去鳞肠），广皮二钱，生姜二钱，赤白苓各三钱，当归尾二钱，土白术二钱，川芎钱半，五加皮三钱，猪苓二钱。

用法：先煎鲤鱼，去鱼，以汤熬药作成煎剂，空心顿服。

【审查意见】此方治妇人先经闭而后水肿者可用。

(6) 解郁活络饮

主治：一切肿胀，血络凝滞。

组成：丝瓜络三钱，地肤子三钱，白蒺藜三钱，香橼皮二钱，大腹皮二钱，郁金二钱，元胡钱半，佛手片七分，蜣螂虫二钱,真新绛钱半,青皮钱半。

用法:用生薏米五钱煎汤熬药,顿服。

【审查意见】此方活血透络,开郁舒滞,可用。

(六) 神经系病

1. 头痛

(1) 头痛第一方

主治:偏头风,便秘结,脉浮数。

组成:天麻三钱,香白芷四钱,川芎三钱,蕲蛇钱半,白颈蚯蚓钱半,生军三钱,芒硝二钱。

用法:水煎,食前服,连服二剂。

【审查意见】实热便秘之偏头疼,可用。此方天麻、川芎宜用八分,白芷、生军、芒硝各用钱半为妥。

(2) 日月饼

主治:头痛甚,如锥刺状,绵绵不休。

组成:生南星、生乌头各等分。

用法:二味为细末,葱汁调制饼,大小适宜于患者额角,将药饼贴于太阳穴上。

【审查意见】此通行方,南星、乌头皆系辛热有毒之品,头部神经为寒湿风痰等刺激作痛者,可用取效。但贴用时间不可过长,以免局部引起炎症致招化脓之虞也。

(3) 加味白芷汤

主治:偏正头痛。

治法:香白芷五钱,川芎二钱,炮川乌三钱,如左痛加当归三钱,右痛去川乌加党参钱半,炙黄芪二钱,巅顶痛加藁本三钱,煎汤,卧时服。

【审查意见】川乌气味雄烈,内服用量太重,如有发热现象,可以去之。

2. 神经衰弱症

（1）神经衰弱症第一方

主治：脑贫血，神经衰弱。

治法：生龙齿五钱，生牡蛎五钱，陈阿胶三钱（蛤粉炒），金狗脊五钱（去毛），宣木瓜二钱，制首乌三钱，白蒺藜三钱，赤白芍各二钱，鲜茅根二钱，鲜生地三钱，生鳖甲五钱，酒丹参二钱，生谷芽三钱，生麦芽三钱，厚朴花钱半，水煎，早晚空心服。

【审查意见】有清脑，补髓，滋液，疏滞之效。对于脑贫血神经衰弱症，脉搏细小而数者，用之有效。惟谷芽、麦芽等，若无食滞之症状，可减去之。

（2）神经衰弱症第二方

主治：神经衰弱，时时汗出，异常发烧。

组成：生黄芪一钱，潞参八分，炒芩连各五分，元参六分，麦冬五分，防风炭三分，荆芥二分，广皮炭五分，酒军三分，连翘八分，姜朴五分。

用法：水煎，空心服。

【审查意见】清热，滋液，消导之剂，阴虚发热兼有停滞者可用，惟防风、荆芥似无可用之必要，以去为宜。

（3）神经衰弱症第三方

主治：虚损劳热，寐汗短气，身倦肌瘦，小便赤涩，肉瞤身战者。

组成：人参二两，桂楠一两，全当归一两，白茯苓一两，杭白芍一两，陈皮一两，焦术二两，黄芪二两，熟地四两，五味子七钱，远志肉五钱，益智仁五钱，炙甘草五钱。

用法：共研细末，生姜、大枣打糊为丸，如梧子大。每服三四钱，开水下。

【审查意见】此方补气益血，安神固表，应用于虚寒症兼有轻度之神经衰弱者，厥为相宜。

（4）神经衰弱症第四方

主治：虚损汗出，洞泄不止，脉微弱者。

组成：胡芦巴四两，补骨脂三两，白术二两，人参一两，山药一两，山萸肉一两五钱，诃子五钱，牡蛎五钱，炙草一两。

用法：上药共研极细末，饴糖为丸，每服三钱，酒汤任下。

【审查意见】此方功专温补收涩，非虚症不可轻服。

（5）神经衰弱症第五方

主治：气血虚弱，心悸恍惚盗汗者。

治法：生黄芪五钱，当归三分，牡蛎二钱，桂枝三分（炙），鹿角胶二钱，酸枣仁二钱，制附片二钱，朱茯神三钱，焦远志钱半，益智仁二钱，炙草一钱，麻黄根一钱，红枣肉三枚，煎服。

【审查意见】此方气血兼补且有强心安神之效，虚证用之，必能奏效。

（6）神经衰弱症第六方

主治：诸虚不足，及大病后，体虚津液不固，常发盗汗者。

组成：黄芪皮三钱，麻黄根一钱，牡蛎二钱，浮小麦二钱半，粉草一钱。

用法：水二杯，煎一杯，临卧空心服下，一日一次，连用二三剂。

【审查意见】虚弱盗汗，此方有效。

（7）神经衰弱症第七方

主治：诸虚百损。

组成：白茯苓一两，陈皮一两，巴戟肉一两，补骨脂一两，小茴香二钱，杜仲一两（姜汁炒），小生地一两，肉苁蓉一两（酒浸）。

用法：用新砂锅煎水二十碗至五碗，去药渣，用药水煮豆二升，以新桑条不停手搅，水干为度。俟冷收瓶内。三日少晒，蒙瓶内一二日，再晒，收瓶内用之。每日三钱，细嚼滚水送下，早晚服二次。

【审查意见】此方壮汤温补，阳虚证可用。

（8）神经衰弱症第八方（曲荣年）

主治：气血两虚，胸中不通，四肢无力，身上出汗。

组成：台党参二钱，白芍二钱，炙草二钱，草果二钱，川朴三钱，槟榔二钱，川军二钱，茯苓一钱，枳壳二钱，苏子三钱，砂仁二钱半，生地二钱，半夏二钱，自归片三钱，广陈皮二钱，广木香五分。

【审查意见】方中宜去川军、槟榔、草果、枳壳方合治气血两虚胸闷之症。

（9）新加酒沥汤

主治：虚损，面色苍白，争现红丝，肺部不舒，胸胁串痛，不思食，时作太息，脉弦数而无力者。

组成：细生地四钱，自归身二钱，川柴胡五分，薄荷三分，生白芍三钱，炙草五分，橘白钱半，玫瑰花五分，竹沥二瓢（冲）、陈绍酒二匙（冲）。

用法：水煎，晚间空心服。

【审查意见】此系张石顽原方加味，可用。若再加入川芎、香附各钱半，增加行血舒郁之力，功效较捷。

3. 失眠症

（1）失眠症第一方

主治：心虚烦热，夜卧不宁及病后虚烦。

治法：远志一钱（蜜炙），黄芪一钱（蜜炙），当归钱半，麦冬一钱半，石斛八分，枣仁一钱二分（炒），茯神一钱（炒），炒甘草五分（炙），水煎服。

【审查意见】有清热，除烦，安神，补虚之功，惟效力缓慢，用于轻度烦热之失眠症，尚可取效。仍须详察病情，分别加减为妥。

（2）失眠症第二方

主治：心烦潮热，不得眠。

治法：炒栀子仁二钱半，酸枣仁二钱，龙眼肉三钱，白茯神二钱半，黄琥珀二钱半，朱砂五分，远志三分，煎服。

【审查意见】有清热安神之效，烦热神志不宁之失眠症，用之有效。又酸枣仁宜炒用为妥。

（3）失眠症第三方

主治：心神不安，时时失眠。

治法：人参钱半，茯神二钱，黄连八分，甘草一钱，辰砂五分（冲），滑石三钱，菖蒲二钱，远志二钱，柏子仁二钱，生地三钱，水二盅，煎八分，去滓，临卧空心服。

【审查意见】益气，解热，镇静剂，气虚烦热，躁扰不宁之失眠症，用之有效。

（4）失眠症第四方

主治：劳神过度，精神恍惚，辗转反侧，不能安床。

治法：炒枣仁三钱，琥珀一分，辰砂一分，茯神二钱，炒山栀二钱，石菖蒲二钱，辽沙参三钱，广皮一钱，灯心草八分，莲子一钱，水煎，临卧空心服。

【审查意见】镇静剂，有安神，益志，解除烦热之功，可用。

（5）失眠症第五方

主治：贪色过度，神识衰弱，以致失眠者。

治法：紫河车一钱，归脾丸三钱。紫河车煎汤，送服归脾丸即妥。

【审查意见】有虚寒证可用。

4. 怔忡症

（1）怔忡症第一方

主治：心悸怔忡之症。

治法：酸枣仁三钱，寸冬二钱，知母二钱，当归三钱，鲜生地五钱，元参三钱，怀山药三钱，白芍二钱，水煎，空心服。

【审查意见】有滋液安神之效，阴虚发热，心悸动者可用。

（2）怔忡症第二方

主治：心血虚损，惊忡不止。

治法：猪心一具，加辰砂一钱，煮熟啖食。

加减法：如肝虚胆怯，用羊肝一具，加五味子五钱，煮熟啖食。

【审查意见】惊悸怔忡，此方可用。

（3）怔忡症第三方

主治：心虚手振，惊悸怔忡。

治法：全当归一两，生地一两，人参五钱，沙参一两，酸枣仁二两，柏子仁两半，天麦冬八钱，远志八钱，茯神三钱，朱砂三钱，胆星五钱，菖蒲八钱，共研细末，蒸饼糊为丸，如绿豆大，金箔为衣，每服三钱，白汤下。

【审查意见】有安神，除烦。益气，滋阴，涤痰之效。

5. 腰腿痛

（1）疏风定痛汤

主治：腰腿疼痛，麻木，无论因寒、因风、因湿、因虚，俱有效验。

组成：瓜蒌根二钱，川牛膝二钱，焦杜仲二钱，地骨皮三钱，独活三钱，防己二钱半，如病人虚弱者，可加人参一钱二分。

用法：前六味为汤剂，以生姜为引，空心服下，次日再服。连服四五剂。

【审查意见】有散风，除湿，疏滞之效，风湿症用之相宜。

（2）利腰汤

主治：一切腰痛，小便短赤。

组成：破故纸二钱，桑寄生三钱，元胡钱半，牛膝钱半，当归三钱，杜仲三钱，盐黄柏一钱，盐知母一钱。

用法：水煎，食前服。

【审查意见】腰痛有热者可用。

（3）腰腿痛第三方

主治：坐骨神经痛（即俗所谓胯痛者，难于立站，不能行步，其他神经痛亦可用之，惟不若坐骨神经痛之效著耳）。

组成：当归三钱，丹参三钱，生山药五钱，生乳香二钱（另包），生没药二钱（另包），茯神二钱，山萸肉三钱，官桂三钱。

用法：上八味，以水碗煎之，取一碗，另以制附子一钱为引。

【审查意见】湿寒症可备用。

（4）腰腿痛第四方

主治：腰腿筋疼痛。

组成：何首乌三钱，川牛膝三钱，枸杞子三钱，五加皮钱半，当归身二钱，钗石斛二钱，川杜仲二钱，黄柏钱半，狗脊二钱，茯苓三钱。

用法：煎汤，食前温服。

【审查意见】温补疏达，虚寒湿滞者尚属有效，若系风寒刺激神经作痛者，不可滥用。

（5）腰腿痛第五方

主治：受风腰腿痛。

组成：当归三钱，川芎二钱，桂枝二钱，白芷子四钱，桂楠一钱，川杜仲二钱，川牛膝三钱，川吴萸一钱，青皮钱半，僵蚕钱半，全蝎一钱，芥穗钱半，追风花二钱。

【审查意见】疏风，导滞，活血，行瘀，用之有效。

（6）腰腿痛第六方

主治：腰腿中风痛。

组成：全当归八两，元胡八两，牛膝八两，杜仲炭八两，白子八两，白木耳八两（陈醋泡共末），白蜜八两，赤麻糖二片。

用法：共为丸，三钱大，每日服一丸，黄酒引送服。

【审查意见】活血行瘀有效，惟白木耳有碍生产，少妇宜慎用之。

（7）腰腿痛第七方

主治：腰腿酸痛，无力行动。

组成：炒枣仁二钱半，煅磁石钱半，阿胶珠二钱半，鹿茸八分，炙鱼板二钱半，杜仲炭二钱半，白芍少许作引。

用法：先用白水煮磁石数十沸，再下他药，日煮十余沸热服。

【审查意见】虚寒证有效。如内有湿浊停滞者，不宜。

（8）腰腿痛第八方

主治：腰腿疼。

组成：当归三钱，防风三钱，乳香三钱，没药三钱，千年健三钱，追地风三钱，川牛膝三钱，台磨一钱，冰糖半斤，粉草三钱，土鳖七个，黄酒十二两。

用法：以上除黄酒、冰糖外，其余药品，共为末。将冰糖用黄酒加热化开，与药末和匀，装瓷瓶内，上笼蒸半炷香，取去为丸。早晚空心服，每服三钱，白水送下。

【审查意见】风湿症用之有效。

(9) 腰腿痛第九方

主治：腰腿疼痛，不能行动。

组成：熟地三两，木瓜一两，当归一两，川芎一两，薏米一两，杜仲一两，牛膝一两，枸杞子二两，苣子二两，虎骨一两，木耳半斤，桑枝一两，秦艽八两，木香五分，续断一两，松树叶一斤，烧酒十斤。如上肢痛者，加川羌活八钱，威灵仙一两，桔梗一两；有瘀血者，加桃仁、红花各两；有痰者，加南星、半夏各两；有湿热者，加苍术、茯苓、黄柏各两；气弱者，加人参、黄芪各两，血虚者；加黄阿胶、鸡血藤各二两；腿足软弱而无力者，加金毛狗脊、煅羊胫骨二两。

用法：将松树叶浸于酒内，一月后即可用。余药共为末，用蜜制为丸，以松树叶酒送服，每服三钱，一日两次，早晚服。

【审查意见】木耳，少妇忌用，恐与生产有碍。

(10) 腰腿痛第十方

主治：肾虚腰疼，不能仰伸，仰则其疼为折。

组成：鹿茸五钱，菟丝子一两，杜仲一两，茴香五钱，当归一两，红花三钱，赤白芍各五钱，羊肾一副。

用法：上药先将羊肾酒煮烂，去膜。余药研细末，共同和匀。丸为桐子大。如羊肾少，加入酒糊适量。每次二钱至三钱，空心温酒或盐汤送下。

【审查意见】虚寒证用之有效。

(11) 腰腿痛第十一方

主治：肾虚腰疼，小便清长，四肢常常发冷。

组成：茴香五钱，鹿茸五钱，破故纸一两，枸杞子一两，川杜仲一两，南桂三钱，防己五钱，茯苓一两，川牛膝五钱，白芍五钱，炼蜜为丸，豌豆大。

用法：每服三钱，黄酒送下，空心服。

【审查意见】温暖滋补，虚寒证有效。

(12) 腰腿痛第十二方

主治：肾虚腰疼。

组成：雄猪肾一具、杜仲三钱。

取猪肾一具与杜仲共入锅内（不加香料），煮熟后，分三次食之。或将猪肾焙黄，与杜仲共研为细末，用黄酒送下，每服一钱至二钱均可。

【审查意见】此方为补肾专品所组成，单纯性之肾虚腰痛可用。然功效缓慢，非久服不克奏功。

(13) 腰腿痛第十三方

主治：风寒腿疼。

治法：用生葱适量，捣烂，敷患处。唯恐其单薄，故又用桑柴火徐徐烤之，以助其力，每日晚上睡前行之。

【审查意见】寒湿凝滞可用。

(14) 神效腿疼膏

主治：寒痹腿疼。

组成：绍兴酒二钱，好陈醋二钱，鲜老姜汁二钱，鲜老葱汁五钱，东阿胶三钱，制乳没各三两。

用法：将酒、醋、姜、葱和一处热之，纳入阿胶溶化，再将乳没研末，加入和匀，即成摊青布上，贴患处（用量随患处大小而定）。

【审查意见】辛温透远，寒痹外用有效，然须持续行之。

(15) 腰腿痛第十五方

主治：湿痹腿痛，患处肿胀，脉濡而数，舌苔白滑。

组成：薏仁三钱，海桐皮二钱，防己二钱，蚕沙钱半，川萆薢钱半，桑枝三钱，川牛膝钱半，木通一钱。

用法：水煎，空心温服二帖。

【审查意见】此方有利湿疏滞之功，湿痹用之有效。再加制乳没各一钱，功效尤捷。

（16）腰腿痛第十六方

主治：男女腰腿疼痛。

组成：当归一两，川芎一两，川独活一两，怀牛膝一两，杜仲炭一两，钩藤一两，金毛狗一两，续断一两，上枣王二两，自地三两，巴戟一两，香信蘑菇六两，广砂仁三钱。

用法：共为细末，红饧为丸，三钱重，早晚每服一丸，开水引。

【审查意见】此方活血补肾，追风寒，利关节有效。

（17）腰腿痛第十七方

主治：诸毒结骨病不已，两腿疼痛，不能步行者。

钟乳石六分，琥珀三分，龙脑一分，珍珠五厘，朱砂三分，飞白面三钱。

用法：上六味，研极细末，调土茯苓二钱，以开水一升二合，煎至六合，去滓，分作三剂，每日早晚服一剂，空心顿服。

【审查意见】解毒消炎，热证可用。

（18）腰腿痛第十八方

主治：腿痛。

组成：杜仲（酒浸，炒断丝）三两，破故纸（酒浸，蒸三四次）四两，桃仁半斤（去皮捣如泥，入蜜四两再研匀），牛膝（酒浸一日）二两。

用法：炼蜜为丸，每丸三钱，日服一丸，木香汤送下，如腰痛盐汤下。

【审查意见】寒证兼瘀血者可用。

（19）腰腿痛第十九方

主治：寒湿风痛等症。

组成：沉香三钱，木香三钱，茵陈三钱，羌活三钱，干姜三钱，川山甲三钱，麝香少许，蕲艾一两。

用法：将诸药捣为末，再与蕲艾及麝香混合共捣之，成极细之末，用棉纸半尺，撒药于其上，卷紧，外糊一纸，不致散开。用火燃着，以红布或绵纸六七层，隔灸之，内部觉热停止，再灸他处。

【审查意见】此方功效甚缓，病重者无效。

（20）忘疼汤

主治：浑身骨疼，时作时止。

组成：黄芪一两，当归五钱，肉桂一钱，元胡五分，花粉五分，秦艽二钱。

用法：有火者去肉桂，加酒芩、山栀、丹皮，水煎服。

【审查意见】此当归补血汤加肉桂之辛热化寒，元胡之破血通络，花粉、秦艽之滋液疏达，虚寒证之神经痛可用。但效力缓慢，须持续服之，庶能期效。

6. 神经痉挛

（1）神经痉挛第一方

主治：手指抽搐。

组成：丝瓜络二钱，钩藤钩四钱，桂枝尖钱半，嫩桑枝二钱，杭白芍三钱，蛇蜕一钱。

用法：水煎，空心服。

【审查意见】此方有疏通镇痉之力，手指抽掣，当然可用，唯桂枝辛燥，用时总须再三慎重为要。

（2）木耳丸

主治：妇女抽麻病（又名鸡爪风）。

组成：白木耳半斤，木瓜四两，肉桂二两，钩藤钩二两，柴胡一两。

用法：将木耳用水淘净，晒干，研为细末，又将诸药捣碎，用罗子过了，混在一处，以水及淀粉作为黏稠之状，用糊作丸，如弹子大。每服二十丸，小儿减半，每日开水送下。

【审查意见】此方镇痉与强心互用，神经拘挛，当然有效。但以虚寒患者为宜，惟白木耳未制，恐于生产有碍，孕妇当慎用之。

（3）神经痉挛第三方

主治：妇女手指拘挛（俗名鸡爪风），时发时愈者。

组成：生姜一两，葱白四两，芫荽一两，烧酒半斤。

用法：上药煎半小时，取棉花一团，蘸药水擦洗手掌，水冷再煎再洗，一日早晚各一次。

【审查意见】辛热温达，寒证以之外用，当能有效，但须持续使用，非短时可用奏效耳。

（4）神经痉挛第四方

主治：中风挛缩。

组成：夜合枝五两，柏枝五两，槐枝五两，桑枝五两，石榴枝五两，防风五钱，羌活二两，糯米五升，黑豆五升，细曲七斤半。

用法：先以水五斗，煎五枝，取二斗五升。浸米豆蒸熟，再入曲与防风、羌活封七日，压汁用，每次四两，温服。

【审查意见】此方取用诸枝，意至通四肢之拘挛，尚属可用。

(5) 神经痉挛第五方

主治：手足抽掣，时犯时止。

组成：当归三钱，赤芍三钱，荆芥二钱，防风三钱，全蝎二钱，钩藤四钱，朱茯神四钱，熊胆三分，竹沥半匙，姜汁半匙。

用法：先将七味药，用武火煎好，去渣滓，再将熊胆、竹沥、姜汁搅入药汤内，搅匀，早晚温服。

【审查意见】有舒筋，散风，镇惊，安神之效，痉挛症可用。

(6) 归芍六君子汤加炮姜

主治：血少而塞，筋挛抽掣。

组成：野党参二钱，白术三钱，茯苓三钱，炙甘草一钱，制半夏二钱，当归三钱，白芍三钱，广橘红二钱，炮姜八分。

用法：水煎，空心服。

【审查意见】气虚寒湿凝滞者可用。但力缓慢，恐难胜任。

7. 瘫痪

(1) 瘫痪第一方

主治：中风已成，偏废全废等症。

组成：宁芪四两，自归两半，地龙三钱，僵蚕钱半，全蝎钱半，自地三钱，原红花钱半，赤芍三钱，川芎二钱，制桃仁钱半。

用法：空心煎服。

【审查意见】此系古方，有效。但须多服，更宜详细诊察病情，分别施治为妥。

(2) 活络偏枯煎

主治：半身不遂，手足麻木。

组成：金毛狗脊二钱，海风藤钱半，宣木瓜二钱，川续断三钱，杜仲三钱，桑枝三钱，秦艽二钱，桂枝钱半，地黄三钱，归身三钱，丝瓜络三钱。

用法：用河水三大碗，煎至六分，和绍酒一小杯服。

【审查意见】有活络之效，可备用。若能详察病情，分别加减，则功效更佳矣。

（3）瘫痪第三方

主治：骤然跌扑，半身不遂。

组成：川胡椒三个，儿茶一钱，麝香二分。

用法：先将胡椒、儿茶研细，再纳入麝香，研极细，每用一分，用笔管吹鼻器，吹入患者鼻中。

【审查意见】辛香兴奋剂，有刺激性，取嚏有效。

（4）舒筋丸

主治：偏枯。

组成：乳香三钱，没药三钱，全当归三钱，骨碎补三钱，木香二钱，白附子二钱半，番木鳖二钱，白胶二钱，牛膝一钱，虎胫骨三钱，枸杞子三钱，甜瓜子三钱，京墨钱半，地龙二钱，木瓜三钱。

用法：上药共为细末，炼蜜为丸，如梧子大，于清晨每服六十丸，用黄酒送下，孕妇禁服。

【审查意见】宜去白胶、京墨方可。

（5）瘫痪第五方

主治：半身不遂症，由气血衰微者。

组成：黄芪一斤，当归一两，赤芍五钱，真红花五钱，桃仁一两，真麝香五分，红荵子面斤许。

用法：和丸，令公鸭食之。俟肥壮后，将鸭煮食，不加五味（即调料），藉此滋补，大有奇效。

【审查意见】此方于滋补气血剂中，兼有活血行瘀通窜之品，对于半身不遂之虚弱症，可资应用。

8. 风痫

（1）风痫第一方

主治：风痫。

组成：胆星二钱，琥珀二钱，朱砂二分。

用法：各研细末，加猪心血、炼蜜为丸，如梧子大。每服五分，空心开水送下。

【审查意见】镇逆，降痰，活血，安神，治痫有间接功效。但力弱，非久服不能胜任。

（2）风痫第二方

主治：风痫。

组成：苦丁香三钱，川贝母三钱，贡砂三钱，竹沥一小瓶，生蜜一两，赤金三张。

用法：共合一处，研成细末，一次冲服之。

【审查意见】有吐痰，清热，润肺，镇静之功，但用量作散剂嫌重，以二次分服较妥。

（3）风痫第三方

主治：痫风抽风。

组成：生大蜈蚣一大条，约重一钱，熊胆一分，辰砂一分。

用法：各研细末，炼蜜为丸，如梧子大。用熟枣仁三钱，天麦冬各三钱，云茯神三钱，竹沥三钱（冲）煎汤，食前空心送下二分，日服一次。

【审查意见】配合尚有法度，堪备试用。但力薄不可恃以重任，宜求其原因而治之。

（4）风痫第四方

主治：积痰郁滞胸膈，变为风痫，抽搐倒仆不省人事。

组成：半夏五两（姜制），白矾（烧令汁尽）、朱砂各三两，菖蒲二两，黄丹一两。

用法：上药为末，以粟米饭和丸，如梧子大。成人用量，每次十五丸，小儿用量，每次五丸至七丸，用人参汤送下。

【审查意见】祛痰镇静剂，痰盛者，可服用。

(5) 风痫第五方

主治：痫风症，心神烦乱，痰多呕逆。

组成：磨刀水五两，熊胆三分，芦荟三钱，生代赭石三钱，辰砂二分，炒建曲三钱，生灵磁石三钱。

用法：用磨刀水煎药，临卧服，日服一剂。

【审查意见】此方以清热、化痰、降逆为主，痫症有痰热者可用，尤以体壮实者为宜。

(6) 风痫第六方

主治：风痫。

组成：银柴胡钱半，当归三钱，生白芍三钱，焦术三钱，茯苓三钱，粉草一钱，苏薄荷一钱，真正琥珀二钱，煅赭石二钱，土沉香七分，油朴根钱半，菖蒲二钱，青皮钱半，好朱砂三钱（分二次冲服）。

用法：水煎服，初服，一月（初九、十九、二十九）服三剂，如此半年以后，一月一剂，又半年，再每到立春后服三剂（亦是十日一剂）。如此又三年，永不再发。

【审查意见】此方以痫症兼有痰湿者为宜，但方中缺少镇痉之药，宜再斟酌加入为是。

(7) 风痫第七方

主治：痫风、急惊风、脑部充血、内热极重者。

组成：龙胆草二钱，钩藤钩三钱，羚羊片一钱，生赭石三钱，青黛一钱，法半夏二钱，白茯神三钱，薄荷叶一钱，朱砂二分，僵蚕三钱。

用法：磨刀水煎药，食前空心服。

【审查意见】急惊风用之为宜，痫症有热者亦可用。

9. 惊痫

（1）惊痫第一方

主治：惊痫。

组成：犀角五分，远志五分，白鲜皮五分，甘草五分，石菖蒲五分，西洋参五分。

用法：上为末，每服五分，麦门冬煎汤调下。

【审查意见】此方有清脑安神之效，白鲜皮、洋参均不切，可去。

（2）惊痫第二方

主治：惊痫。

组成：胆星二钱，全蝎一钱，白附子一钱，僵蚕二钱，川芎一钱，炒白芍一钱，当归二病、薄荷一钱，黄芩一钱，丹皮一钱。

用法：各为细末，蜜丸如梧子大。青黛为衣，每服一钱，开水送下。

【审查意见】急惊风用之，较为适宜。

（3）惊痫第三方

主治：惊痫口吐涎沫。

组成：枳实二钱，竹茹钱半，陈皮二钱，半夏二钱，茯苓五钱，甘草钱半，胆星一钱，竹沥汁三钱。

用法：水煎，冲竹沥汁服。

【审查意见】此化痰利湿之剂，痫症痰湿凝滞者可以用之。

10. 痫症

（1）痫症第一方

主治：羊痫风。

组成：枭鸟脑一个，羚羊角八分，胆星钱半，天竺黄二钱，柴胡一钱，橘红钱半，夏曲钱半，琥珀八分，全蝎五个，茯神二钱，薄荷八分，灵磁石一钱，石菖蒲八分，川贝母一钱，炙草八分，竹茹五分。如无枭脑时，可以蝎虎爪尾焙干代用。

用法：枭鸟脑姜汁蒸三次，露三次，不见日，灵磁石醋煅，竹沥姜汁为丸，朱砂为衣，赤金箔上面，如梧子大。每服五丸至十丸，小儿减半，开水送下。

【审查意见】此方镇痉化痰之力甚大，痫症用之尚宜，但仍须消息病情，随症疗治为妥。

(2) 痫症第二方

主治：各种痫症。

组成：枭脑一个，鼠肾一付，明天麻二钱，胆南星钱半，天竺黄二钱，橘红二钱，茯神三钱，磁石三钱，石菖蒲八分，夏曲钱半，僵蚕钱半，全蝎三个，薄荷八分，川郁金八分，枯矾三分，枣仁钱半（炒），双钩藤八分，甘草八分，石麝一分。

用法：枭脑姜汁蒸三次，露三次，不见日，全蝎去爪甲尾，磁石醋煅，枣仁炒，姜汁竹沥为丸，朱砂为衣，外上金箔。每服五分，重者一钱，开水临卧送服。

【审查意见】此方功专镇痉化痰，痫症用之，尚属相宜，但如另兼他症，则宜随症处方，不可专恃此方，一概施治耳。

(3) 痫症第三方

主治：羊痫症。

组成：川芎二钱，口防风一钱，猪牙皂一钱，川郁金一钱，明矾一钱，蜈蚣二条，壁虎一个，僵蚕五钱（蜈蚣用黄脚、黑脚各一条，壁虎用爪尾有红点者）。

一、内科

共为细末,蒸饼为丸,桐子大。空心清茶下,成人用量,每次十五丸,小儿用量,按年龄增减。

【审查意见】此方治痫,兼疏肌表,有表证者可用。

(4)痫症第四方

主治:羊痫。

组成:地龙七条,黄栀子七个,鸡蛋清一个,生姜一钱,麝香三分,葱头七个,飞罗面一钱。

用法:各药捣烂和匀,烘热,以绢帕缚于腹上。

【审查意见】此外治良方,有益无害,足资备用。

(5)急救圣金散

主治:中风涎涌,口噤气闭。

组成:薄荷末一钱,瓜蒂末一钱,藜芦末一钱,辰砂五分,牙皂角二钱。

用法:上药各研细末,和匀,每服一钱,温汤调下,取吐。

【审查意见】涌吐,通窍,镇静合剂,可用。

(6)痫症第六方

主治:羊痫卒然栽倒,不省人事,口吐白沫。

治法:以青橄榄一斤(打破),砂锅内熬十数沸,入石臼内捣烂,再熬,熬至无味去渣,熬成膏,用白矾六钱研末,加入搅匀。每日早晚服膏三钱,开水送下,服完自愈。

【审查意见】此方清热祛痰,痫症有痰热者,不无功效。但究嫌力弱,恐难当此重任耳。

(7)加味磁朱丸

主治:羊痫风,气逆不下,痰涎上壅者。

组成:磁石二钱(能吸铁者,研极细末,水飞,切忌火煅),赭石二钱(煅),清半夏二两,朱砂一两。

用法:上药各制为细末,再加酒曲半斤,轧细过罗,可得细面四两，炒热二两，与生者二两共和药为丸，桐子大。每服二钱，小儿五分至钱半，铁锈水煎汤送服，日再服。

【审查意见】痫症每多痰涎壅滞，此方有降痰，化痰，镇逆，安神等效，施用得宜，可用收效。

(8) 痫症第八方

主治：羊痫症。

组成：云苓四钱，真广皮二钱，蒌仁三钱，法夏三钱，旋覆花三钱，于术四钱，潞参四钱，炙黄芪二钱，石菖蒲二钱，潼蒺藜二钱，桂枝一钱。

用法：计药十一味，共研细末，以水为丸。未病前空心服。每日服一次，每次二钱，姜汁半匙，与开水冲和，将丸药送下。

【审查意见】此方注重补气化痰，总以气虚痰盛之痫症患者，始为相宜，又此方功力缓慢，非久服不能见效。党参、白术、黄芪、桂枝等终嫌温燥，亦以去之为宜。

(9) 加减定痫神效丸

主治：痫症（俗名羊痫风，发时昏不知人，猝然眩仆，瘈疭抽搐，口眼歪斜或口作六畜声，将醒时吐涎沫，有一日发一二次者，有数日或数十日发一二次者。）

组成：赤脚蜈蚣一条（去头、足），全蝎二钱，乌蛇肉（酒炒）二钱，南星二钱，法半夏二钱，白附子二钱，熊胆二钱，枯矾一钱，辰砂五分，钩藤三钱。

用法：各研细末，炼蜜为丸，如梧子大，朱砂为衣。成人用量，每服三分，小儿十岁上下者，每服一分，食前空心服，小生地、杭菊花各二钱，煎汤送下。

【审查意见】此方配伍尚佳，施用得当，自能生效。但宜观察病情，另处汤剂，不可专恃此方耳。

一、内科

(10) 痫症第十方

主治：羊痫症，夜间不眠，痰多，心神烦躁，头昏脑涨，精神困倦，饮食无味。

组成：白茯神三钱，熟枣仁三钱，远志肉三钱，石菖蒲三钱，熊胆一分（冲），法半夏三钱，白芥子三钱，胆星三钱，全当归五钱，朱砂一分（冲），如手指抽搐，加郁李仁一钱，嫩钩藤三钱。热重者，加犀角五分，羚羊二分。大便不通者，加枳实钱半，芒硝一钱冲。

用法：水煎，温服。

【审查意见】此方有化痰安神之效，痫症有痰少眠者尤宜。

(11) 痫症第十一方

主治：羊痫症。

组成：硫黄铅一钱，生赭石一钱，芒硝三钱，朱砂五分，青黛五钱，法半夏五钱，硼砂五钱，郁李仁五钱，制乳没各五钱。

用法：用真黑铅石硫黄细末各一斤，先将铅入铁锅中溶化，即将硫黄末四五两撒至铅上，硫即发焰，急用铁铲拌炒溶化之铅，即结成砂状，其有未尽结成砂状者，须将硫黄末陆续撒上，勿令火熄，不住手用铁铲拌炒，待其逐渐溶化完全结成砂状为度。俟凉后，取砂状之硫黄铅研成细末。其中如有未尽之原铅，除去不用，再用芒硝半斤，水化。将硫黄铅结成砂状细末，浸煮三遍，晒干后，入药备用。各研细末，芒硝水化，炼蜜为丸，如桐子大。每服一钱，食前空心下，日服一次。

【审查意见】制法甚奇，姑存之以备研究。

(12) 加味金箔镇心丸

主治：痫癫惊悸，一切痰火之症。

组成：真琥珀三钱，天竺黄三钱，好牛黄五分，台麝香少许、土沉香一钱，九转胆星一钱，真珍珠一钱，金箔一钱，好朱砂三钱。

用法：蜜小丸，金箔为衣。每服一丸，苏薄荷汤送下。

【审查意见】此方清降痰热，兴奋神经，痫症用之，症候的对，自有相当功效。但不可专恃此方，一概施与耳。

(13) 柴胡加龙骨牡蛎汤

主治：治癫痫狂，胸满烦惊，心悸怔忡，遗精疲困者。

组成：柴胡一钱，龙骨三钱，黄芩钱半，生姜一钱，铅丹五分，人参二钱，桂枝钱半，茯苓三钱，半夏二钱，大黄一钱，牡蛎三钱，大枣三枚、铁粉二钱。

用法：水一大碗，煎至半碗，去渣，饭前三小时温服，或临发病前三时服。

【审查意见】此伤寒论原方，另加铁粉一味，用治痫症，尚合法度。但须药症的对，未可一概施用。

(14) 痫症第十四方

主治：痫症。

组成：瓜蒌仁三两，竹沥三两，荆沥一两，姜汁一两，钩藤二两，代赭石五钱。

用法：熬膏，成人每用一钱至二钱，小儿每用五分至一钱，温水烊化，饭前服之，日二次。

【审查意见】利膈，化痰，降逆，镇痉，痫症有痰湿者，可用。

(15) 痫症第十五方

主治：痫症。

组成：朱砂一分，龙齿三分，牛黄一分，牛膝三分，琥珀三分，茯神三分，防风三分，全蝎一分，条沙参三分。

用法：上药为末，灯心汤调下。

【审查意见】清热镇痉,安神有效。配合服法亦佳。随症再加以引药,尤为妥善。

(16) 痫症第十六方

主治:初起痫症。

组成:钩藤五钱,杭白芍五钱,茯苓三钱,辰砂五分,石菖蒲钱半,陈皮半钱,法半夏二钱,炙草一钱,薄荷一钱。

加减法:体虚,加西洋参一钱;胸痞闷,加郁金二钱,枳壳钱半;便闭,加川军钱半,元明粉五分,服。

【审查意见】此方安神,开窍,镇痉,化痰,痫症可以,功效甚缓慢耳。

(17) 清胆饮

主治:痫症(小儿十岁以内者有效)。

组成:川黄连一钱(猪胆汁浸炒),真龙胆草一钱五分,前胡一钱,天竺黄七分,川柴胡一钱。

用法:水煎服。

【审查意见】虽有清脑热之效,但药味太苦,不堪入口。

(18) 痫症第十八方

主治:十岁至二十岁之痫症。

组成:艾叶不拘分量。

用法:将上药用水洗净焙干,研极细末。成人用量,每次三钱,小儿十至十五岁者,每次二钱,黄酒一盅(十至十五岁减半)开水一杯,兑匀,将药冲下,食前服,每临发病前五小时服。

【审查意见】此治痫症初起之单方,病陈久者,效力不确。

(19) 稀涎散

主治:痫症卒仆口吐涎沫,手足抽掣,不省人事,平素中气虚弱者。

组成：猪牙皂角等分，白矾等分。

用法：研细末，贮瓶内，水调服五分，于口吐涎沫时用之。

（20）加减补中益气汤

主治：同前。

组成：黄芪钱半，人参钱半，白术钱半，陈皮一钱，炙草一钱，当归二钱，柴胡一钱，钩藤五分，天麻二钱，郁金三钱，生姜一钱，大枣三枚。

用法：井华水煎（水一碗留半碗），食前温服，于用第一方后服之。

【审查意见】此痫症发作时之治法，第一方有催吐作用。为治痫通行之方，第二方如果对症，亦属可用。又：用第一方时，如患者牙关紧闭，须先设法启开牙关，然后再令涌吐，吐后再以刺激性药物，嗅鼻取嚏，然后随症用药，方为周到。

11. 癫狂病

（1）癫狂病第一方

主治：狂病。

组成：犀角钱半，大生地三钱，杭芍三钱，丹皮二钱，羚羊角钱半。

用法：水煎，早晚空心服。

【审查意见】泻热，镇静，滋液，解毒，脉洪数之实热证用之有效。

（2）癫狂病第二方

主治：男女抑郁癫狂及风痰迷闷痫病等。

组成：郁金七两，白矾三两。

用法：共为末，面糊为丸，每服三钱，开水送下。

【审查意见】此通行白金丸方，有宽胸祛痰之效，痫症可用。

（3）癫狂病第三方

主治：癫狂。

组成：生铁落二钱，代赭石三钱，白芥子三钱，甘遂一钱，茯神三钱，琥珀砂二钱，枣仁三钱。

用法：上七味共研细末，以竹沥调和为丸，如龙眼大。每日清晨送下一丸，临卧送一丸，均以阴阳水送下。

【审查意见】逐痰，降逆，镇静之峻剂，体壮实者可用。

（4）癫狂病第四方

主治：男妇抑郁癫狂及风痰迷闷。

组成：川郁金三钱，茯神三钱，琥珀三钱，石菖蒲三钱，朱砂三钱，白矾二钱，柏子仁三钱，当归三钱，乳香三钱，酒浸远志三钱，枣仁三钱。

用法：共研极细末，面糊为丸，如梧子大。每日开水送下三钱。

【审查意见】此方配伍尚佳，痫症多痰湿者可以照服。

（七）新陈代谢病

1. 糖尿病

（1）糖尿病第一方

主治：糖尿病（中医所谓消渴症）。

组成：生箭芪五钱，大生地一两，生怀山药一两，净萸肉五钱，生猪胰子二钱（切碎另包）。

用法：上五味将前四味煎汤（生猪胰子勿与前四味同煎），送服切碎之生猪胰子一半，至煎药渣时，再将剩余之一半送服。

【审查意见】糖尿病之成因，有因胰腺发生病变而起者，此方于温润滋补剂中，伍以猪胰，施治胰性糖尿病，尚属合理可用。

（八）运动器病

1. 痿症

（1）痿症第一方

主治：痿症。

组成：杭白芍五钱（与桂枝一钱同炒），紫菀三钱，豨莶草三钱（酒洗），广寄生五钱，当归三钱，金狗脊四钱（去毛），秦艽钱半，防风钱半，酒元胡二钱，生地五钱（同细辛五分捣碎），炙草一钱，汉防己钱半。

用法：水煎，早晚空心服。

【审查意见】宜去防风，加宣木瓜钱半，较妥。

2. 痹症

（1）蘑菇丸

组成：蘑菇一斤，当归三钱，川芎三钱，枸杞三钱，牛膝三钱，钩藤三钱，金毛狗脊三钱，杜仲炭三钱，续断三钱，独活三钱。

用法：用醋浸蘑菇七日，晒干，同药研细末，用饧膏子与药等分，和为丸，如弹子大。每服一丸，早空心一丸，临卧一丸，均用开水送下。

【审查意见】此方有行血，舒滞，温通宣散之功，能促进血行，温化凝泣，疏达郁结，寒痹可备用。

（2）补血舒筋汤

主治：血不养筋，肢节疼痛。

组成：小生地三钱，生芍药三钱，当归身三钱，川芎钱半，制首乌四钱，杭菊花二钱，枸杞子三钱，宣木瓜二钱，桃仁钱半，藏红花二钱，桑枝三钱，秦艽二钱。如血液中有杂质者，去芍药，加防风、桔梗各钱半，若头痛者，加白芷、薄荷各钱半。

【审查意见】有补血，活血，疏筋之效，可备用。

（3）痹症第三方

主治：四肢麻木，偻麻质斯症。

组成：明天麻一钱，川芎一钱，吴萸一钱，钩藤钩一钱，山萸肉一钱，酒芍一钱，熟地一钱，再加木耳二两，米酒一斤。

用法：将上七味之药，各称四钱，分为四剂，再加木耳二两，米酒一斤，分为四份，每日清晨将木耳、米酒各一份，置入砂锅内，以酒用文火煮木耳，以无酒时为度。每日清晨空心先吃木耳，隔一小时再服药，每日一剂，四日服完。本药服后，有谓碍于青年生育，但据经验之下，亦有服药以后，能生者不少。

【审查意见】有行血，镇痉疏达之效，血行运缓，末梢神经麻痹者可用。但熟地嫌滋腻，以去之为宜，更加入宣木瓜二钱，川楝子一钱，元胡索一钱，红花五分较妥。木耳有碍生育，历代医家已成定论，但究竟确否，尚待研究。不过青年妇女仍以戒慎为是，未可以身试药耳。

（4）痹症第四方

主治：痹症。

组成：雄黄等分，南星等分，半夏等分，川乌等分，草乌等分，朱砂等分，白天麻等分。

用法：研末，每服一钱，酒下。

【审查意见】有温通镇痉安神之效，寒湿痹麻，兼有口眼歪斜之神经症状发作者可备用。

（5）白藓皮散

主治：男妇足部顽痹。

治法：白藓皮一两，为粗末，用布包好，置于足顽痹部。

【审查意见】白藓皮苦寒,有去热除湿,通利关节之效,湿热证之足部顽麻可资外用。

(6) 痹症第六方

主治:痹症。

组成:人参三两,山甲三两,吴萸三两,细辛二两,葡萄二两,制干漆二两,肉桂二两五钱,生姜二两,狗脊二两,当归四两(醋炒),木瓜二两(醋炒),云母二两(另用)。

用法:上药研细末,以面粉为丸,照上方分量,每一料用云母二钱,另渍汤,备选次之用。日服二次,早晚各一丸,每丸三钱,用云母水送下,小儿酌减。

【审查意见】寒湿症可以应用。

(7) 痹症第七方

主治:寒湿风邪。

组成:麻黄(陈,去根节)三两,陈艾(即日久者)二两。

用法:将上药合煎成汤后,于服第一方丸药二三小时之间,用白布和汤,搓拭周身,能接引里邪外出而不伤正。

【审查意见】解表外治法,可用。

(8) 痹症第八方

主治:两腿外受风湿麻痹者。

组成:麻黄一两,防风五钱,连须葱一两,白古月二钱,白芥子三钱,苍术二两。

用法:上药煎汤,盛盆内。乘热先熏后洗,周围覆被令出汗,切避风寒为要。

【审查意见】此方外用,能使风湿由汗而解,可备应用。

(9) 痹症第九方

主治:寒湿痹症,两手曲握艰难。

组成：桂枝二钱，杭白芍钱半，苍术三钱，附片一钱，甘草梢七分。

用法：水煎服。

【审查意见】此方温燥宣达，寒湿痹症用之，尚属对症。

(10) 痹症第十方

主治：痹症瘀滞，周身动作不便。

组成：当归三钱，川芎钱半，甘枸杞二钱，川续断二钱，羌活二钱，桃仁钱半，牛膝三钱，钩藤二钱，白花蛇（焙）五分，松蘑菇三钱（研细末另包阴干）。

用法：上药煎汤，入黄酒一杯，将药末冲入，顿服。

【审查意见】此方功能活血，行瘀，疏达郁滞，郁血性之痹症，用之有效。

(11) 痹症第十一方

主治：寒痹。

组成：蜀椒四两（研），桂心二两（研），生姜四两，连须葱白半斤，当门子一分（研细另包）。

用法：上四味，共捣如泥，用年久陈醋入砂锅内，慢火频炒令极热，如黏稠状，分作两份。先将一份入白布袋中（布以疏软为宜），装时入当门子五厘，撒于一面，乘热熨患处，熨时务以患处着当门子面为要，冷则再以另一份熨之。

【审查意见】此方外用，功能辛温透达，寒痹频熨，必能有效。更须内服对症药剂，功效较捷。

(九) 泌尿器

1. 小便不通

(1) 小便不通第一方

主治：小便不通。

组成：独头大蒜一枚、盐花少许。

用法：将大蒜、盐花共捣极烂，摊在纸上（油纸为佳）

贴于患者之脐部,若涂于阴囊上,其效更速。每次贴半时至一时,即速洗去。

【审查意见】此民间疗法之通行方,可用。

(2) 小便不通第二方

主治:小便难,腹满闷。

组成:葱白三斤,盐一斤,车前子五两。

用法:上相和研烂,炒令热,以帛裹分作二包,更互熨脐下,小便立出。

【审查意见】小便不利,此方可用。

(3) 小便不通第三方

主治:下寒,小便不利。

组成:桂枝尖二钱,附子三钱,干姜二钱半,茯苓三钱,炒泽泻二钱,炒小茴一钱,通草一钱,麝香三厘(冲服)。

用法:水煎服。

【审查意见】此方于温通利尿剂中,更加麝香之辛香通窍,功效必捷。

(4) 小便不通第四方

主治:小便不通,因肝火热结者。

治法:生葱一斤,捣烂炒令极热,温覆小腹上,再用火罐搬之(取热因热用之意,无不立通)。

(5) 小便不通第五方

主治:小便不通。

治法:蜂蜜冲服或以陈草帽条煎汤,服之均效。

(6) 小便不通第六方

主治:小便不通。

治法:车前子两许、炙升麻一钱五分,煎服。

【审查意见】以上四则外治法,有诱导刺激作用,可以生效，内服草帽方不妥，车前子可用。

2. 小便不禁

（1）小便不禁第一方

主治：大人小便频数不禁。

组成：乌药等分，益智仁等分（炒），川椒等分，吴茱萸等分，桑螵蛸等分。

用法：酒糊为丸，梧桐子大。每服五十丸，卧时盐汤下。

【审查意见】虚寒证，小便频数，此方有效。

3. 尿淋

（1）茯苓泽泻汤

主治：老人尿淋。

组成：茯苓二钱，猪苓二钱，砂仁二钱，泽泻二钱，木香钱半，香附钱半，陈皮一钱，半夏一钱，木通二钱，通草二钱，竹叶三钱，甘草五分。

用法：尿道涩痛，再加车前子二钱煎汤，食前服。

【审查意见】气滞而小便不利者相宜。有寒者，须加温药。

4. 尿血

（1）尿血第一方

主治：尿血、便血。

组成：伏龙肝三钱，紫菀五钱，生地二钱，阿胶三钱。

用法：水煎，饭前服。

【审查意见】无兼症者，可用。

5. 遗尿

（1）遗尿第一方

主治：梦中遗尿。

组成：鸡肫皮两个（烧存性），鸡肠一具（焙干烧灰），猪胞一个（烧焦）。

用法：以上三物，系男用雌、女用雄，将三味为末，每次二钱，临卧黄酒送服，特效。

【审查意见】寒症有效。

（2）遗尿第二方

主治：小儿夜梦遗尿。

组成：桑螵蛸三钱，益智仁三钱。

用法：水煎服。

【审查意见】虚寒证有效。

（十）生殖器

1. 遗精

（1）遗精第一方

主治：劳心梦遗（即遗精）。

组成：龙骨一两，远志一两五钱。

用法：将以上所列药物捣成极细粉末，炼蜜丸，如梧子大。朱砂为衣，早晚用莲子汤服之。

【审查意见】效力太弱，难胜重任。

（2）遗精第二方

主治：肾经久虚，膀胱虚冷，下元虚惫，耳重，唇焦，腰腿疼痛，脐腹撮痛，两肋刺胀，小腹坚疼，下部湿痒，夜梦遗精，恍惚多惊，皮肤干燥等症。

组成：川乌头十六两（炮去皮脐），肉桂（去皮）十两六、石斛十八两（去根，酒浸制），桃仁四十八两（麸炒），白蒺藜四十八两（炒去刺），白术四十八两，山药四十八两，肉苁蓉（酒浸）十八两，巴戟四十八两。

用法：上为细末，炼蜜丸，如梧子大。每服三十丸，空心食前盐汤下。

【审查意见】强阳固精峻剂，非下元虚损瘤冷者不可轻试。

一、内科

（3）遗精第四方

主治：肾虚遗精、滑精。

组成：肉苁蓉一两，何首乌一两，菟丝子一两，沙苑蒺藜一两，甘枸杞一两半，新会皮五钱，鹿茸三钱，乌贼鱼骨八钱，煅龙骨五钱，海螵蛸五钱，生牡蛎五钱。

用法：研细末，炼蜜丸，如绿豆大。每服三钱，清盐汤送，空心服。

【审查意见】少清热利小便之品，宜加女贞子、黄柏、车前子等较妥。

（4）遗精第四方

主治：心肾不交、烦躁不宁、梦泄等症。

组成：桑螵蛸（蒸过略炒）五钱，远志五钱，石菖蒲五钱，潞参五钱，茯神五钱，当归五钱，龙骨（另研）五钱，龟甲（炙黄）五钱，甘草二钱。

用法：计药九味，共研细末，每服二钱，潞参一钱，云苓二钱，煎汤，临卧送服。

【审查意见】遗精气虚不摄者，可用。

（5）遗精第五方

主治：衰弱遗精，身体困倦。

组成：公鸡膛内黄皮四五个（焙干），鹿角一钱，五倍子三钱。

用法：研末调匀，空心酒服一钱。

【审查意见】公鸡膛内黄皮，有无治遗精之效，尚待研究，其余二味，确系益肾、强精、热清之品，可资备用。

（6）遗精第六方

主治：肾虚精清。

组成：人参一钱，五花龙骨四钱，淡苁蓉二钱，麋角胶四钱，山萸肉二钱，山药二钱，龟板二钱，五味子二钱，韭菜子三钱，大熟地三钱，蛇床子二钱，童牛骨髓一钱，斑鸠一只（酒浸半月取出，煮熟，捣烂），瓦雀一只（以冬至清明采取者为佳，焙干研末）。

用法：以上各药，共研细末，为丸，如梧桐子大。日服三次，每次七粒，饭后用盐汤吞下，孕妇忌服。

【审查意见】补肾固精专剂，可用。

2. 缩阳证

（1）缩阳证第一方

主治：男子缩阳证。

治法：制附子，官桂，良姜（炒），小茴（盐炒过），以上诸药各四两，研末，淡黄酒冲服，每天服一钱。

【审查意见】本方辛热祛寒，治缩阳证之固寒者有效。

（2）三睾丸

主治：睾丸肿大，时常发痒，有时疼痛。

组成：海盐半斤，大茴香半斤，麸子半斤，葱白四两，黄酒四两。

用法：共炒热，用新白布袋装好，乘热覆患部熨之。冷再炒、再装、再熨。每日如此数次，三四日即可痊愈，其效如神。

【审查意见】以此外用，当能有效，然须持续行之。

（3）缩阳证第一方

主治：男子肾囊肿大如斗。

治法：雄黄一两，白矾一两，甘草八钱，煎汤熏洗。

【审查意见】可资备用。

（4）缩阳证第四方

主治：遗精不止，由肾阳虚损不能射精。

组成：禹余粮三钱，赤石脂三钱，炙升麻八分。

用法：上药以水三茶盅，煎取一盅，去滓，临卧温服。

【审查意见】此方升提固涩，颇合法度，遗精病可用。

二、妇科

（一）月经

1. 月经第一方

主治：妇女经水不调，小腹胀痛，月经淡黄或紫块，有时肋胀痛，右尺脉细迟，左尺脉弦紧。

组成：酒洗当归五钱，炒赤芍二钱，川芎一钱，酒生地钱半，赤丹参二钱，白阿胶珠三钱，制香附二钱，炒莲子二钱，柴胡八分，益母膏五分。

用法：月经来时，温服。淡黄酒少许作引。

【审查意见】此方有行血舒郁，逐瘀通经之功。应用于经期延迟，肋胀腹痛者有效。但白阿胶有凝集血液、滞血行之弊，以不用为宜。

2. 白薇丸

主治：妇人月水不利，身体困乏，四肢无力。

组成：当归五钱，白薇五钱，柏子仁五钱，白芍五钱，川芎五钱，白术五钱，桂心五钱，附子五钱，木香五钱，槟榔五钱，细辛一钱，吴茱萸一钱，白茯苓七钱半，石斛七钱半，川牛膝七钱半，泽兰叶七钱半，紫石英一两，丹皮一两，熟地三钱。

用法：上药共为细末，炼蜜为丸，如桐子大。每晚空心服五十丸，白水送下。

【审查意见】此方有通经疏滞，益阳滋液之功，既可促进经血，复能鼓舞气机，对于妇人阳气不宣，月经不利，肢体困乏可用。

3. 行气活血散

主治：月经退后，少腹疼痛。

组成：乌药三钱，木香二钱，沉香二钱，香附三钱，砂仁二钱，归尾二钱，牛膝钱半。

用法：上各味，杵为散。每日空心用淡姜汤送服，每服钱半。

【审查意见】经后腹痛，多虚证，本方不宜，如诊察果不属虚，且内有寒湿凝滞者可用。

4. 月经第四方

主治：妇人月经迟行，腹痛属寒症者。

组成：当归五钱，赤芍药二钱，藏红花五分，紫瑶桂一钱，延胡索钱半，丹参钱半。

用法：上药水煎，另兑黄酒一杯，温服，空心下。

【审查意见】温经祛寒，行血可用。

5. 月经第四方

主治：中年妇人月经不调，四肢起疙瘩，不时疼痛，腰发疲困。

组成：当归三钱，川芎一钱，赤芍二钱，丹皮二钱，桃仁二钱，桂枝尖五分。

用法：水煎，晚空心服。

【审查意见】此方有活血逐瘀之功，对症可用。

6. 月经第六方

主治：妇女经行不畅，少腹胀痛，瘀血停于子宫，以及经来妄行交合，发生经停、腹痛等症。

组成：当归五钱，丹皮三钱，蚕沙三钱，鹿角霜三钱，血余炭三钱，赤白芍三钱，龟板一两，黑丑二钱，两头尖三钱。

用法：上药加酒少许，水煎，食前温服。

【审查意见】此方攻坚破瘀之力甚为强剧，非体实者未可轻试。

7. 月经第七方

主治：月经不调，子宫寒冷，赶前错后，姑娘经闭，妇女杂症。

组成：当归三钱，川芎二钱，白术三钱（炒），柴胡（醋炒）钱半，香附二钱半（炒），郁金三钱，小茴香（盐水炒）三钱，元胡（醋炒）二钱，干姜二钱（炒），生蒲黄二钱，藏红花钱半，炒祁艾钱半，五灵脂二钱半，炙甘草钱半。

用法：上药用砂锅盛水煎之，临卧时，空腹用黄酒一杯（普通茶杯大）同煎药。俟凉，搅匀同服。

【审查意见】此方有舒气活血之效，月经不调，可资备用。惟用量欠妥，如小茴香宜用一钱，藏红花宜用三分，干姜宜用一钱即可，原方分量太多。

8. 月经第八方

主治：经漏。

治法：地榆根一两，酽醋半斤，上药用砂锅煎至四两，候至十二钟后滤渣。每服一两至二两（以体之强弱定之），午后冷服。

【审查意见】有清热凉血，收敛血管之效，轻度热性型之经漏者可用。

9. 月经第九方

主治：气血凝滞，经闭不行；少腹刺痛、胀满，以手摸之或觉有硬块；经水不来，面黄不欲食，体困欲眠，身发热，口渴唇燥。

组成：猪牙皂角一钱，川山甲一钱，巴豆霜一钱，川椒一钱，川乌一钱，车前子一钱，甘草一钱，葶苈子一钱，丁香一钱,白附子一钱,乳香一钱,没药一钱,轻粉一钱,红粉一钱,广陈皮一钱,樟脑一钱。

用法:共研细末。以白绢制囊,如拇指大,长约三寸许,纳药囊中,囊端系以丝线。但于制剂之前,须将绢囊与线,严密消毒,或置酒精中,或于硼酸液中皆可。用时须将制妥之药囊,纳阴户内,线端系于裤带,溺时取出,溺毕复塞之。

【审查意见】此方各药刺激性甚强,用作坐药,须防局部之炎症。其主治症,以寒证为宜。

10. 月经第十方

主治:妇女经脉不调,痨瘵寒热,腹内血积气结等症。

组成:好米醋一斤,白山羊血一具。

用法:先将醋放在盆内,待血醋凝结,然后将血煮熟,每用三两,切碎温食。

【审查意见】此方有补活血行瘀之效,可备用。

(二) 不孕症

1. 不孕症第一方

主治:调经种子。

组成:当归三钱,川芎二钱,丹皮二钱,桃仁二钱,红花三钱,炒元胡三钱,乌药二钱,炒香附钱半,酒白芍三钱,益母草三钱,泽兰药二钱,柴胡钱半,粉草二钱。

用法:上药鲜姜三片煎服。

【审查意见】此方行血破瘀,舒气散郁,用于瘀血性之血行迟滞,更兼气机不宣而来之月经不调、不能孕育者,可以取效。若谓一概调经种子,不详原因与病证,殊属不合。

2. 补血种玉汤

主治:血虚身瘦,久不孕育者。

组成:九地一两,杭白芍五钱,当归五钱,山萸肉五钱。

用法：上药水煎，每月经行之始，连服五剂。

【审查意见】此方系傅氏女科种子门养精种玉汤原方，为滋液润燥之专剂，能增加血液之水分，阴虚烦热、体瘦脉微者用之有效。

3. 不孕症第三方

主治：月经不调，不能生育。

组成：自地一两，酒白芍三钱，当归五钱，川芎二钱，焦术五钱，黑芥穗三钱，制山萸三钱，川续断一钱，粉草一钱，生姜三片。

用法：水煎，温服。

【审查意见】补血调经剂，可用。

4. 不孕症第四方

主治：妇人经水不调，男子遗精白浊，久不孕育者。

组成：附子二两，大茴香一两（炒），小茴香一两（炒），丁香一两，五味子一个，升麻四钱，木香四钱，甘草四钱，甘遂四钱，沉香一钱。

用法：上药共为细末，用蕲艾四两，搓绒晒干，将前药置艾中间，用线密缝一小布袋，置丹田上，外用手帕包固，昼夜缚定，不可摇动，至一二月后，则去之。

【审查意见】寒湿证以之外用，有壮阳温达逐水之效。但须持续行之，然究嫌效力缓慢，只可作辅佐品用之，更施以对症之内服药，即妥。

5. 不孕症第五方

主治：久不孕育者。

组成：当归一钱，川芎二钱，知母二钱，粉草一钱。

用法：水煎服。

【审查意见】有活血，润肺，除烦之效，烦热咳嗽者可用。不孕用之不宜。

6. 种子丸

主治：男妇性交不孕，或孕而不能生男，及概不能生男者。

组成：白檀香一钱，海南沉一钱，南星一钱，大黄一钱，枳壳一钱，白豆蔻一钱，草豆蔻一钱，枳实一钱，川乌一钱，半夏一钱。

用法：上药共为细末，炼蜜成丸，如桐子大。每料计六十丸，每晚男女各服一丸，男用良姜汤，女用莗芨汤送下。

【审查意见】不孕之原因甚多，此方并未注明，证候亦缺，殊难审查，但据药推证，似以气滞体强兼寒症者为宜。

（三）白带

1. 白带第一方

主治：久不受孕之妇人，或经不调，白带时来时止，腹内作痛。

组成：小茴香七粒（拣肥大者微炒），干姜二分（微炒），元胡索一钱，当归三钱，生蒲黄三钱（整者佳），官桂一钱，赤芍二钱，川芎一钱，五灵脂二钱（炒），没药一钱（研）。

用法：上药水煎，每月经见之日服起，连服五剂。

【审查意见】月经不调，证属于寒，兼有瘀血者，此方可用。

2. 白带第二方

主治：妇女新久患白带者。

组成：白术一两，山药一两，潞参五钱，白芍五钱，车前子三钱，寸冬二钱，苍术三钱，甘草一钱，陈皮五分，黑芥穗五分，柴胡六分。

用法：水煎顿服。

【审查意见】此乃傅氏女科之完带汤略事加减,白带兼有湿寒症者用之有效。

3. 白带神效汤

主治:白带顿流,臭秽,腰痛,眼花。

组成:白术五钱,苍术二钱,黄柏钱半,车前子二钱,鸡冠花一大撮。

用法:上药水煎,分三次服,连服三剂。

【审查意见】有健脾利湿之效。

4. 白带第四方

主治:妇人下焦湿寒,白带淋漓。

组成:黄柏四钱(炒),椿根皮三两,白芍一两(炒),良姜五钱(炒),佩兰五钱,茯苓八钱。

用法:研末,曲糊为丸,桐子大。空心服三钱,白开水送下。

【审查意见】此方利湿温寒,尚属可用。但黄柏一味欠妥,宜删去,易苍术,则方较纯。

5. 白带第五方

主治:白带下,腰有酸痛。

组成:墓头回五两(酒炒),茅术二两(米泔汁浸,炒),煅牡蛎三两(水飞),赤白苓二两,春砂仁二两,怀山药二两,菟丝子四两,冬白术二两,川黄柏二两,豆腐饭渣八两,甘草一两(盐水炒),白果肉二两(净)。

用法:上药共研细末,令匀,水泛为丸晒,或以山药粉煮糊为丸。每晨空心米汤服四钱,下午五时再服。

【审查意见】此方有清热,利湿,健脾之功,白带之湿热证用之有效。

6. 白带第六方

主治:妇人赤白带症,淋漓不止,面黄肌瘦,经年累月不愈者。

组成：棉花籽半斤，杜仲四两。

用法：以上二药，炒黑存性，共研细末，米糊丸，如绿豆大。每服三钱，赤带用赤糖下，白带用白糖下，饭前服一日一次。

【审查意见】虚寒证可资应用。

7. 白带第七方

主治：妇人湿热带下。

组成：芍药五钱，芽术三钱（烧灰），黄柏五钱（烧灰），椿根皮一两五钱。

用法：研末，米糊丸，如桐子大。每服四五十丸，开水下。

【审查意见】湿热带下，此方有效。宜加入渗湿利尿之品，如滑石、茯苓等。

（四）赤带

1. 生地白薇汤

主治：妇女急性淋浊，子宫出血，赤带。

组成：生地黄五钱，白薇四钱，黄檗二钱，黄连二钱，丹皮二钱，栀子一钱，木通二钱，钩藤钩三钱，车前子一钱，土茯苓二钱，滑石二钱，蚕沙二钱。

用法：引用马兰花根半斤，捣汁入药，煎汤，临寝服。

【审查意见】有清热消炎之效，又服赤茯苓须忌茶。

（五）血崩

1. 血崩第一方

主治：（薛仲猷）妇女血崩不止。

组成：五灵脂二钱，血余炭一钱，棕皮炭二钱，汉三七二钱。

用法：将五灵脂炒令烟尽，研细末，合诸药，均研极细。空心以黄酒冲服,轻者一次即愈,重者须再服。

【审查意见】止血剂,单纯性之血崩症可用。有收敛血管,凝集血液,填塞破裂伤口之远达的功效。但五灵脂以炒用为宜。

2. 血崩第二方

主治:妇人子宫出血。

组成:紫菀一两。

用法:水煎,空心温服。

【审查意见】紫菀为肺家专药,对于咳血、唾血等确效,已为一般医家所公认,今单用以治子宫出血,系新发明,可资试用。

3. 血崩第三方

主治:血崩。

组成:棕皮炭三钱,生地炭四钱,百草霜三钱,炒蒲黄二钱,藕节三钱,丹参二钱(炒),阿胶四钱,炙草钱半。

用法:水煎,童便一杯,兑入药中服之。

加减法:气虚,加人参二钱,黄芪二钱。

【审查意见】阴虚血崩,此方可用。阿胶宜烊化,或炒珠用。

4. 血崩第四方

主治:崩漏初起。

组成:黑芥穗二钱,黑条芩三钱,当归三钱,川芎钱半,黑白芍三钱,生地三钱,黑蒲黄三钱,地榆炭三钱。

用法:加水浓煎,顿服。

加减法:虚者,加党参三钱。

【审查意见】血热崩漏,此方可用。

5. 地榆苦酒煎

主治:血崩。

治法：生地榆一两，醋煮，露一宿，次日早温服立止。

【审查意见】血崩，有因热、因寒、因瘀、因虚之不同，随其所现之症候而治之。此方但宜于热症，其余非可侥幸也。

6. 血崩第六方

主治：血崩。

组成：白术一两，九地一两，人参五钱，山萸肉五钱，茯苓三钱，车前子三钱，芥穗三钱，姜炭一钱，黄柏五分。

用法：水煎，早晚空心服。

【审查意见】气虚阴亏，此方可用。芥穗宜炒用。

7. 血崩第七方

主治：妇人失血，血崩，人事不省，怀胎胎动。

组成：自归八钱，川芎二集、酒贡芍三钱，自地三钱，贡胶二钱，黑祁艾钱半，黑芥穗钱半，朱神三钱，炒远志钱半，炒枣仁三钱，高参五钱，宁芪五钱，升麻钱半，贯众炭三钱，地榆炭三钱。

用法：上药水三碗，煎一碗，临卧温服。

【审查意见】此方提气补血引血归经，有效。

（六）干血痨

1. 神授丹

主治：妇女干血，未过百，发寒热，咳嗽胸闷之症。

组成：五灵脂六两，炒枳实六两，川军片六两，干姜六两，制巴霜四钱。

用法：上药共为细末，面糊为丸，如梧桐子大。身体素壮者，每服六十丸；弱者，三四十丸。

【审查意见】逐峻剂，体壮实，诊病准确者，有殊效；虚弱人忌服。

二、内科

2. 干血痨第二方

主治：妇女干血痨症。

组成：当归三钱，桃仁三钱，没药一钱，乌药钱半，元胡二钱，赤芍钱半，枳壳五分，川牛膝钱半，刘寄奴钱半，广木香五分，丹参二钱，桂心三分。

用法：引用生姜、真南红花，水煎服。

【审查意见】此方系有力之行血，破瘀，疏滞合剂，实证可用。

3. 干血痨第三方

主治：干血痨。

治法：鸽子一只，血竭（病一年者一钱；病二年者二钱；病三年者三钱）。将血竭放在鸽子肚内，用棉线缝好。购好陈酒煮烂服之，服后数小时，腹中血脉行动，病人不必惊骇。连服三剂，病人可自愈。

【审查意见】鸽子有调经益气之功，血竭赋破血通经之能，二者互相为伍，用以施治干血痨，当能有效。然血竭须择上等者，功效方确。

4. 干血痨第四方

主治：女子干血痨。

组成：瓷碗片五钱（研细末），真红花五钱。

用法：上药先将红花微火煎之，再将瓷碗片细末用纱布包好，入药煎之，温服，连服二剂，即见红。

5. 干血痨第五方

主治：有血积块在一处不动，时疼者。

治法：斑蝥十个，去头足，以枣肉和丸，以白水服下。片时，及觉腹中疼痛甚烈，即下黑血臭物而愈。

【审查意见】瓷碗功用不详，斑蝥逐瘀破血之力极峻，非有瘀血停积不可轻用，用量宜因症制宜。

（七）贫血

1. 贫血第一方

主治：妇人血虚热，面色萎黄，精神不振，自汗盗汗。

组成：细生地五钱，黑元参三钱，铁粉一钱，煅龙骨二钱，丹皮一钱，生牡蛎二钱，炒白芍三钱，五味子一钱，当归身三钱。

用法：水煎，空心温服，连服八剂，必愈。

【审查意见】滋液镇静合剂，且有收敛汗腺之功能，血虚发热，汗出，脉微者有效。

（八）瘀血

1. 瘀血第一方

主治：妇人少府瘀血，积聚成块，延及脐间，按之跳动，痛不可忍。

组成：大黄二两，䗪虫三钱，水蛭三钱，白芷五钱，当归尾一两，麝香一钱，檀香一钱。

用法：诸药共为细末，置锅内令热，盛纱布袋内，同时可制二剂，以便轮熨。用时，将炒热包好之药熨患处；另换一袋，将前袋内之药出而复炒，每天至少熨一时以上，每用三四次，即换新药。

【审查意见】该方配伍各药皆系破瘀行血之品，但外用有效。

2. 桃奴散

主治：血停积，经水不通。

组成：桃奴（炒）、煅鼠粪（炒）、元胡索、肉桂、五灵脂、砂仁、香附、桃仁。

用法：以上八味各等分，共为细末，每晚空心以酒调服三钱。

【审查意见】有行血，破瘀，温通之效，瘀血症可用。

3. 瘀血第三方

主治：妇人血室中有瘀血，不能生育，并打一切鬼胎。

治法：猪牙皂角一个，花粉二钱，生巴豆一枚（去皮），老葱白三寸，麝香三厘，红娘子一个（去头足）。先将前药，共捣一处，分为三次用之，如一次愈，即停用后剂。当用时将药末以油布包好，纳入阴户中。

【审查意见】此方刺激性强烈，能使局部充血发炎，瘀血自可通行。但以有寒证者为宜。

（九）腰腿痛

1. 舒筋丸

主治：妇女腰腿痛。

治法：川牛膝四两，木耳八两，蒿苣子八两，甘枸杞八两。用黄酒一斤，将枸杞浸透，晒干，共研细末；用炼蜜三十八两，共为一百三十二丸。每早晚淡黄酒引，服二三丸。

【审查意见】有行气舒筋之效，但木耳有碍生产，孕妇慎服。

2. 木耳丸

主治：老幼妇女腰腿疼痛，动作不便，甚至卧床三五年不能反侧者。

治法：白木耳一斤，洗净火上焙干，研为细末，用细箩筛子，每末一两，用糖料八钱，掺和为丸。以五钱为标准，早晚每服一丸，以开水送下，或咀切咽下均可。

【审查意见】此通行有效之单方，唯与生产有碍，故少妇非不得已时，切勿轻服。

3. 腰腿痛第三方

主治：妇人瘀血腰痛，屈伸俯仰尤剧甚者。

组成：当归一钱，红花一钱，牛膝一钱，威灵仙五分，桃仁一钱，川楝子一钱，绍酒一盅。

用法：水煎，将酒加入药内，空心服。

【审查意见】通瘀活血，用之有效，惟用量嫌轻，宜酌量加之。

（十）腹痛

1. 加减开郁导气汤

主治：女子郁证腹痛。

组成：炒苍术二钱，制香附钱半，川芎一钱，白芷一钱，云苓末二钱，滑石粉二钱，黑栀子一钱，炒神曲二钱，陈皮八分，黑干姜八分，甘草五分。

用法：煎服。

【审查意见】原件所主之病症，宜加元胡、白芍、全当归、木香等方妥。

（十一）呕吐

1. 呕吐第一方

主治：妇人神经性呕吐。

组成：法半夏二钱，竹茹三钱，浙贝钱半，生赭石三钱，砂仁八分，焦三仙三钱，橘络钱半，川郁金钱半，酒苓钱半。

用法：上混和，合一处，以水三碗，煎至一碗，空心温服。

【审查意见】行气镇呕有效。

（十二）阴挺

1. 阴挺第一方

主治：妇人阴户阴挺。

组成：乳香二钱，没药二钱半，生白芍七钱半，枯矾二钱半，铜青一块，朱砂钱半，五倍子二钱半，桃仁二钱半。

用法：上药共细末，蜜丸，棉片包，纳入阴户内。

【审查意见】铜青具腐蚀性，对于阴挺固能取效，然恐引起子宫黏膜发炎之虞。

（十三）阴痒

1. 蛇床槐实汤

主治：妇女阴门痒痛。

组成：蛇床子一两，槐实三钱（炒），生姜三片。

用法：煎服。

【审查意见】此方以熏洗为宜。

三、产科

（一）阴肿

1. 洗阴散

主治：产后阴门肿痛。

组成：五倍子二钱，明矾二钱，芒硝二钱，小麦二钱，葱白二钱。

用法：水煎洗。

【审查意见】此方有消炎温通之功，以之煎汤外用，有清减子宫腔道肿痛之效。但熏洗时，须注意汤之温热，务求适宜，否则，温热过高，反能促进炎症，转为脓疡之虞。

（二）产后泻

1. 产后泻第一方

主治：产后久泻不止。

组成：川芎二钱，炒山药三钱，诃子皮一钱，高参二钱，土当归四钱，干姜八分，炙草八分，茯苓二钱半，制肉果钱半，莲子钱半，糯米一撮。

用法：煎服。

加减法：痛不止者，则减肉果，而加丹参三钱，醋香附二钱。

【审查意见】此方温补收涩，虚证可用。

（三）产后淋

1. 产后淋第一方

主治：产后小便淋闭。

组成：当归五钱，川芎三钱，赤芍一钱五分，生地二钱，蒲黄一钱，瞿麦一钱，桃仁一钱，滑石一钱，草梢一钱，木香五分，木通五分。

用法：煎服。

【审查意见】清热利尿有效，产后十日内慎用，恐有血凝腹痛之害。

（四）产后呕吐

1. 产后呕吐第一方

主治：产后逆冲呕吐。

治法：白术一两二钱，生姜一两五钱，酒、水各二升，煎服一升，甚效。

【审查意见】此方依原件所主之病症，少行瘀镇逆之品，宜加怀牛膝、生赭石、桃仁、红花、陈皮、法夏、建曲等，又白术、生姜用量嫌重，宜减去三分之二方妥。

（五）自汗

1. 自汗第一方

主治：产后虚汗自出。

组成：麻黄根二钱，当归三钱，黄芪皮三钱，川芎一钱。

用法：水煎服。

【审查意见】止汗专药可用，川芎去之亦可。

2. 自汗第二方

主治：产后血崩，并经久流血不止，以致出汗不止。

组成：人参二钱，自归一两，肉苁蓉四钱，炙草三钱，川芎四两，生黄芪一两，炒枣仁二钱。

用法：煎服。

【审查意见】此方为温补剂，虚证可用，但少许止血清热之品，盖血热则行速，崩出益甚矣，宜加入棕皮炭、阿胶、生地黄、杭白芍等。又：原方参、芪、当归、肉苁蓉等用量嫌重，以减去二分之一为妥。

（六）乳病

1. 乳病第一方

主治：乳腺不通。

组成：石钟乳一钱五分，通草一钱，漏芦二钱，川山甲一钱五分。

用法：上四味混和，制为粉末剂，分为三包，为三次用量，以稀粥汤服之。

【审查意见】催乳有效。

（七）产后喘

1. 白圣散

主治：妇人产后腹大坚满，喘不能卧。

治法：樟柳根一两，大戟五钱，甘遂三钱（炒），将白圣散原方药品三味，加麻黄三钱，共为极细末，每晚临卧，空心服二钱。以大枣五枚，煎汤送下。

【审查意见】此方载《济阴纲目》，为泄水峻剂，产后停水满喘，体证皆实者可用，但每次服量以一钱至钱半即足。

2. 补虚降火汤

主治：产后大喘，大汗。

组成：麦冬一钱，丽参五分，元参五分，桑叶十五片，苏子五分。

用法：上药水煎，早晚空心服。

【审查意见】滋液，清热，降逆合剂，产后阴虚发热，汗出而喘者可用。

（八）产后瘀血病

1. 产后瘀血病第一方

主治：产后血块疼痛，发寒发热。

组成：当归八钱，川芎四钱，桃仁二钱，炙草一钱，酒生地二钱，生地炭三钱，原红花三钱，炒元胡钱半，醋香附三钱，炙龟甲二钱，丹参三钱。

用法：上药水三碗，煎一碗，温服。

【审查意见】此方宜加炮姜炭一钱，去生地、丹皮、龟甲，恐血寒则凝而愈痛，又方中红花、元胡用量太重，宜减半为妥。

2. 产后瘀血病第二方

主治：产后瘀滞，骨节拘挛。

组成：舒筋子三钱，川独活三钱，川芎三钱，川牛膝三钱，荆芥钱半，茅苍术三钱，桂枝尖三钱，槟榔钱半，木瓜二钱，防己二钱，防风钱半，薏仁钱半，天麻三钱，威灵仙二钱，生黄芪五钱，秦艽一钱，车前子二钱。

用法：煎服。

【审查意见】此方为疏风镇痉合剂，风湿拘挛症可用。

3. 产后瘀血病第三方

主治：蓄血。

治法：没药三钱，血竭三钱。没药去油，同血竭研末，每服二钱，开水送下。

加减法：或加玄胡索三钱，乳香一钱，亦可。

【审查意见】破瘀通行方,蓄血症可备用。

4. 产后瘀血病第四方

主治:产后小腹作痛。

组成:没药二钱,元胡索二钱,当归尾三钱。

用法:水煎,早晚服。

【审查意见】破瘀行血合剂,瘀血性之小腹作痛,用之有效。

5. 桂心丸

主治:产后血气不散,积聚成块,上攻心腹。

组成:桂心二钱,当归六钱,赤芍六钱,牡丹皮六钱,没药六钱,槟榔七钱,青皮七钱,干漆七钱半(炒,令烟尽),厚朴一两,三棱一两(煨),元胡索一两,大黄八钱,桃仁八钱(去皮),龟甲一两(炙)。

用法:上药共研细末,炼蜜为丸,如梧子大。食前开水送下,每服三十丸。

【审查意见】此方以行血、破瘀、散积为主,更用桂心之温通,能使瘀积之血块得热则消破愈速。寒证用之当能有效。

6. 癸日丸

主治:妇人产后瘀血兼有食滞。

治法:川军二斤半,当归半斤,原红花半斤,巴豆一两(去油与皮)。先将川军用好醋浸七次,再与药共为细末,炼蜜为丸。用量一两分三次服,或二两分六次服,开水或黄酒送下。

【审查意见】此方有破瘀行血之功,产后有瘀血证可用,虚人忌之。

（九）浮肿

1. 浮肿第一方

主治：妊娠四肢浮肿。

组成：白术五分，木香五分，槟榔五分，紫苏五分，枳壳五分，茯苓五分，木通八分，黄芩八分。

用法：加生姜二片，水煎服。

【审查意见】水气浮肿可用。惟木通于胎有碍，宜易泽泻为妥。

（十）难产

1. 难产第一方

主治：临产骨分不开，胎不得出。

组成：自归一两，川芎五钱，二枝高参五钱，怀牛膝三钱，原红花一钱，宁芪一钱，炙龟板三钱，真柞木枝一两。

用法：上药煎汤，俟胎入骨分时，用之即下，万不可早服。

【审查意见】此方系傅氏女科降子汤原方，加入宁芪、龟板二味，对于临产交骨不开，可备用。

2. 难产第二方

主治：妇人生产不下。

组成：炙龟板一两，当归八钱，川贝五钱，柞木枝三钱，血余少许。

用法：置新瓦上煅过存性，同药煎服。

【审查意见】古方，有效。

3. 催生夺命丹

主治：妇人难产，临盆数日，胎儿不下，或儿大难产。

组成：母丁香三钱，乳香一钱，没药一钱，麝香二钱，肉桂五分，川芎三钱，油当归二钱，凤仙子二钱。

用法：上药研细，另加兔脑二具，杵为丸，如鸡头子大，朱砂为衣。每用一丸，冬日以黄酒送下，夏日以白开水送下。

【审查意见】此通行催生剂，可备用。

4. 难产第四方

主治：难产。

治法：鬼脑一个，将鬼脑捣碎，以面糊为丸，如梧子大，开水送下，每服二十丸。

【审查意见】此系古方。按：鬼脑内含有脑下体后叶素，有收缩子宫、促进娩出之作用，但宜用于开口期方妥，否则反使子宫收缩不易产出。

5. 难产第五方

主治：生产历时过久或不顺者。

治法：素心兰花三四朵，鲜干不拘，沸水饮之。

附记：兰花红心者忌用。

【审查意见】此方即使有效，其理未详。

（十一）小产

1. 小产第一方

主治：跌闪小产。

组成：当归五钱，川芎一钱，炒白芍三钱，醋蒲黄二钱五分，醋五灵脂二钱半，棕皮炭三钱，川续断钱半，粉草一钱，台参三钱，潞参三钱。

用法：煎汤服。

【审查意见】此方有补气、活血、破瘀之功，跌闪小产瘀血积滞者有效。

2. 保胎汤

主治：妇人惯于堕胎。

治法：莲肉三钱（去心不去皮），白糯米三钱，家用青苎麻（洗去胶），以上各品，用水浓煎，去麻，于清晨连米、莲与汤一次服完，每一月服一料。

【审查意见】堕胎之原因甚多，该方于主治项下，概未注明，但其所用各药，有清心、除烦、润燥、固胎之效，阴虚发热、口渴，脉微滑而数者用之有效。

3. 小产第三方

主治：小产。

组成：人参三钱，白术五钱，赤苓三钱，熟地一两，当归五钱，杜仲五钱，炮姜五钱。

用法：黄酒、童便作引，水煎，温服。

加减法：热加黄芩一钱，寒加砂仁八分，寒热相兼并加黄芩、砂仁；有肺火加寸冬三钱，白芍钱半；腰脐病加白术三钱，山药三钱；有汗加桑葚八分；头痛加柴胡、川芎各一钱；目痛加蒺藜一钱，甘菊花一钱；喉痛加桔梗二钱；肋痛加柴胡、川芎各三钱；胸痛加枳壳二钱；腹痛手按不止加大黄二钱，手按不痛者加肉桂一钱。

【审查意见】温补气血剂，虚寒证可用。

（十二）衣不下

1. 衣不下第一方

主治：产后胞衣不下。

组成：自归一两，川芎五钱，桃仁钱半（去皮尖），姜炭八分，炙草五分，车前子三钱，野党参三钱，冬葵子三钱，紫油桂二分，原红花五分，牛膝三钱。

用法：水煎服。

加减法：如血室，加黑芥穗三钱。

【审查意见】此方有促进血行、鼓舞气机、疏滞滑利之效，产后胎后衣不下、气虚血滞者可用。

2. 衣不下第二方

主治：胞衣不下。

三、产科

组成：川牛膝三钱，归尾一钱五分，木通一钱，滑石一钱，冬葵子一钱，枳壳一钱五分。

用法：水煎服。

【审查意见】有降逆下达之力，对症有效。

（十三）产后血

1. 产后血第一方

主治：产后血虚血晕，不省人事。

组成：当归一两，川芎二钱，姜炭一钱，制桃仁七分，炙甘草五分，黑芥穗三钱，益母草三钱，朱茯神二钱，炒远志一钱，炒枣仁二钱，野台参一钱五分。

用法：上药童便为引，水煎服。

加减法：如见汗更加台参钱半，血流不止加贯众炭钱半，心烦加朱砂一钱。

【审查意见】此系古方，有活血行瘀、安神之效。

2. 清魂散

主治：产恶露已尽，忽晕不知人。

治法：泽兰叶三分，石柱参三分，川芎五分，荆芥一钱，生甘草三分（炙）。上药共为细末，更宜熏漆器，淬醋炭于床下，使闻其气以助药力，加黄酒一酒盅，童便一茶杯，和药调服。

加减法：如产后气虚，石柱参可加至一钱；受风邪，荆芥加至二钱；昏晕，参、泽兰叶加至钱半；腹痛，川芎加至二钱。

【审查意见】严氏清魂散原方，可用。

3. 产后血第三方

主治：妇人素日血虚，新产后，患血晕，不省人事。

组成：当归七钱，川芎二钱五分，益母草三钱，黑姜钱半，桃仁五分，东参五钱，炙草一钱五分，茜根二钱。

用法：上药以水煎浓，入黄酒一杯，童便二杯混和，俟温服。

【审查意见】此方有补气、益血、破瘀之功，产后气血兼虚，瘀浊未净，神经迷闷者，用之有效。

（十四）产后风

1. 产后风第一方

主治：产后风。

辰砂一两，乳香五钱，酸枣仁五钱（微炒），茯神一两，琥珀五钱，人参五钱，僵蚕三钱，钩藤五钱，元参五钱，白芍五钱，炙草一钱。

上药共熬成膏，每服三钱，加黄酒一盅，薄荷灯心汤送下。

【审查意见】此方尚合法度，于产妇出月后，气阴两虚之抽风症可用，受风者不宜。

2. 产后风第二方

主治：产后风。

组成：当归身五钱，杭白芍三钱，钩藤钩三钱，桑寄生二钱，川续断二钱，丹皮钱半，杭菊花三钱，金银花一钱五分，沙参一钱五分。

上药水煎浓，兑黄酒一盅，温服。

【审查意见】此方生津养血，清热镇痉，治产后风，尚属合理。

3. 产后风第三方

主治：产后风。

组成：鸡血藤胶三钱，当归三钱，赤芍二钱，荆芥二钱，防风二钱，潞参二钱，炙黄芪钱半，郁金二钱，生姜三片，薄荷三分。

用法：以长流水两茶盅，用武火煎成一盅，早晚空心服。

【审查意见】此方系治生产一月后，气虚感冒风寒，腿痛，肢痛，有效。月内不宜，因发汗及补益，皆不合也。

4. 产后风第四方

主治：产后中风，口噤，牙关紧急，手足瘛疭，如角弓状，或血晕不省人事，四肢强直，吐泻欲死。

组成：荆芥穗、全当归，以上二味各等分。

用法：上共研细末，加童便三匙，以开水冲化，或以黄酒代之，用量每服三钱，临卧空心服。

【审查意见】此方用于产后感冒发寒热者有效。对于产后神经拘急挛缩之中风，不能生效。

5. 产后风第五方

主治：产后失血过多，发痉壮热。

组成：大生地三钱，自归身二钱，炒白芍钱半，生龟板四钱，生鳖甲三钱，白知母三钱，女贞子三钱，淡菜二钱，川牛膝钱半，川子楝钱半，炮姜炭五分，粉丹皮钱半。

【审查意见】本方滋阴清热有效，产后风热甚者尚可用，唯知母分量宜减去一半，再加炙草五分，便妥。

6. 产后风第六方

主治：产后血虚阴亏，四肢抽掣，头晕眼黑，牙关紧闭。

组成：当归身五钱，玉竹二钱，辽沙参二钱，天麻一钱，蝎尾五分，朱砂五分（冲），川芎钱半，秦艽钱半，桑枝钱半，薄荷钱半，白芍三钱，地骨皮二钱。

用法：水煎，饭前温服，日一次。

加减法：气虚，加西洋参二钱，口芪二钱；发寒热，加黑芥穗二钱。

【审查意见】产后失血过多，神经拘急者可用。但月内慎用，出月方妥。

7. 产后风第七方

主治：妇人产后，阴虚发热，四肢瘈疭。

组成：小生地五钱，杭白芍五钱，粉丹皮三集、牛黄五厘（另冲），青蒿二钱，羚羊角八分（研冲），山栀一钱，沙参二钱。

用法：上作煎剂，牛黄、羚羊角，另研冲，温服，日一次。

【审查意见】此方湿阴镇痉，兼清血热，产后风，证候相对，可用，然以出月为宜，月内禁用。

8. 加味十全大补汤

主治：妇人产后痉，溃疡脓清，手足动摇。

组成：人参钱半，熟地钱半，黄芪钱半，肉桂五分，白术一钱，当归一钱，白芍一钱，川芎一钱，茯苓一钱，甘草一钱，荆芥八分，钩藤五分，蝎尾五分，生姜三片，大枣三枚（破）。

用法：上药以清水二杯，文火煎至一杯，去滓，食前温服。

加减法：如虚热，可加羚羊角五分，山栀三钱；气逆胸满，加木香，沉香，厚朴根，苏子可酌加之。

9. 产后风第九方

主治：妇女产后一切杂症。

组成：益母草八两，全当归二两，元参一两，广木香一两，潞参二两，赤芍二两。

用法：上药共为细末，过罗，用蜜一斤为丸，如栗子大，每丸三钱重，按病轻重，每次服一丸或二丸均可。

此药按加病减引送，兹列之如次。

产后四肢无力，面目发黄，茵陈汤引。

产后伤寒，头痛发热恶寒，生葱汤引。

产后恶血不出，脐肠疼痛，童便为引。

产后后迷发闷不省人事，芥穗汤引。

产后鼻内出血或吐血，藕汤为引。

产后下血太多，已成崩漏，头眩眼黑，当归汤引。

产后心血不足，不能安寝，枣仁汤引。

产后大便不通，芝麻汤引。

产后小便不通，车前子引。

产后赤痢，红枣汤引。

产后白痢，老米汤引。

产后气短不思饮食，红枣汤引。

产后胃气疼痛，木瓜汤引。

产后喘嗽恶心，吐酸，四肢无力，自汗盗汗，姜枣汤引。

产后泻，糯米汤引。

产后白带，艾汤引送。

产后血虚，身发热，手足麻木，百节疼痛，五心烦热，燥渴咽干，童便引下。

产后赤带，红枣汤引。

产后头痛，白艾汤引。

产后如见鬼神，狂言妄语，或心虚胆怯，行动骇怕者，酒加朱砂引。

产后肩背疼痛，姜汁酒引。

产后儿枕作痛，黄酒为引。

产后乍寒乍热，身热出汗冷，童便为引。

产后胞衣不下，童便为引。

产后腰疼痛，淡盐汤引。

产后四肢无力，面目浮肿者，木风汤引。

产后膝胫足跟痛，四肢无力虚肿，牛膝汤引。

产后肺气疼痛，陈皮汤引。

产后胸腹疼痛，童便为引。

产后中风，牙关禁闭，半身不遂，失音不语，左瘫右痪，不省人事，薄荷引。

产后勒奶或瘫疽，五名肿毒，俱用好醋，调敷患处，内用黄酒调服一丸。

临产时，先服一丸，保无杂症，姜汤为引。

【审查意见】此方有活血、补气、行气之效，原件加减引送，所主病症，极为杂糅，似有未能适合病情处，宜审慎之。

10. 产后风第十方

主治：妇人产前产后风。

治法：初生下小驴蹄子中心名为肉蹄，取出用新瓦焙干研末，每服一钱至二三钱（然最宜主义者，为分别前后蹄，焙干各包，用时如产前风，则用前蹄，产后风，须用后蹄），白水送下，以黑效驴蹄尤佳。

【审查意见】此民间疗法，可资试用。

四、小儿科

（一）急惊风

1. 小儿急惊风第一方

主治：小儿急惊、抽搐，目瞪，口噤，壮热如焚，脉数实者。

组成：薄荷叶一钱，辰砂三分，钩藤二钱，蜈蚣二分，南星一钱，菖蒲二钱，赭石五分，生石膏三钱，知母一钱，黄芩一钱，通草一钱，郁李仁一钱，牛膝五分。

用法：水煎去渣，适寒温，分数次服。

【审查意见】此方有镇痉解热之效，急惊风可用，惟石膏用量太多，宜用一钱即妥。

2. 千金散

主治：小儿痰喘，急惊风，脉浮而有力，面色青白，气息极缓弱无力，四肢搐抽，角弓反张。

组成：全蝎三分（炙熟），直僵蚕三分，朱砂四分，牛黄六厘，冰片一分，黄连一分，明天麻一分，胆星二分，甘草二分。

用法：共合一处，研成细末，每服五七厘，薄荷、灯心、金银花煎汤，不拘时调下。

【审查意见】镇惊专剂，急惊风症用之有效，如遇牙关紧闭时，须先行开口法，如乌梅肉擦牙及现时西法之开口器等皆为有效之治疗，一方更用诸葛行军散八宝红灵丹等吸入鼻腔更佳。

3. 小儿急惊风第三方

主治：小儿急惊风。

组成：天竺黄二钱，轻粉五分，青黛五分，黑丑五分，蜈蚣五分，牛黄一分。

用法：研匀，炼蜜为丸，如梧子大。每服一丸至三丸，薄荷煎汤送下。

【审查意见】此方具清热、通便、镇痉、开窍等效，治急惊风尚属合法。

4. 加味凉膈散

主治：小儿急惊风，壮热，口渴，弓反张，手足抽掣，舌黄燥，便秘结，脉数实者。

组成：连翘钱半，大黄一钱，芒硝一钱，甘草五分，黄芩一钱，薄荷一钱，山栀八分，竹叶五分，钩藤三钱，羚角三分，僵蚕一钱，辰砂三分。

加减法：项强，加菊花、皂刺一钱；背痛，加秦艽二钱，嫩桑枝五钱；呕吐，加竹茹三钱。

用法上药入清水一丸，煎半碗，分数次用，空心温服。

【审查意见】此方清热通便，兼能镇痉，急惊风用之，可用减去脑压，制止抽掣，无表证者，可以取用。

5. 小儿急惊风第五方

主治：急惊风发热抽搐。

组成：牡蛎五钱，生石膏五钱，羚角一钱。

用法：研细末，每服一钱，银花薄荷汤下。

【审查意见】清热镇痉，治急惊风，必能生效，堪称合理之验方。

6. 小儿急惊风第六方

主治：小儿惊风有热者。

组成：陈皮五钱（去白为末），槟榔末五钱，甘草末二钱五分，黑牵牛（四两，半生半炒，研末，一两二钱五分），僵蚕一钱，牛蒡子一钱。

用法：共研为细末，一岁以下三分，二岁以上五分，五岁以上七分，用蜜汤调服（微利三次为妙，服前方而痰热未除者，加服益元散）。

【审查意见】急惊风体壮实者可用。

7. 小儿急惊风第七方

主治：小儿惊风。

组成：甘草二分，朱砂一分，生大黄三分，栀子一分。

用法：共为细末，红砂糖一钱五分，入开水溶化，调药一茶匙，分两次温温灌下。

【审查意见】清降血热，可使脑压减轻，急惊有热候者，有效，但仍须酌加镇痉药为宜。

8. 小儿急惊风第八方

主治：小儿急惊。

组成：灯心二十根（长五寸），蝉蜕七个（去头、足、翅，只用肚皮明亮处），上好辰砂三钱。

用法：以新白纱扎紧，用线系物，坠于砂罐两旁，悬空放水中，水量小儿大小，或用水一钟半，煎一钟服。

【审查意见】此方有清热镇痉之功，单纯性之轻度急惊风，用之有效。

9. 玉枢丹

主治：脑脊髓膜炎（急惊风）初起者。

组成：山慈菇二两，辰砂五钱，雄黄五钱，大戟二两，千金霜二两，苏合香一两，冰片三钱，麝香三钱。

用法：各研极细末，米糊做成小片，晒干，每服三分至五分，用钩藤五钱，薄荷三钱，煎汤送服，每日三次至五次。痰多用鲜竹沥一两，姜汁三分，开水冲下。

【审查意见】如法施用，自能生效，可谓急惊风之简便疗法也。

10. 小儿急惊风第十方

主治：小儿急惊风，身挺颈痉，神昏面热，目睛上窜火，痰涎上壅。

组成：钩藤钩三钱，羚羊角八分（水磨），龙胆草二钱，青黛二钱，清半夏二钱，生赭石一钱（轧细），茯神一钱，僵蚕钱半，荷叶八分，朱砂二分（研细另冲）。

用法：煎剂，用浓生铁锈水煎前药，分二次温服。

【审查意见】镇痉解热合剂，小儿急惊发热者用之有效。

11. 小儿急惊风第十一方

主治：急惊风，拍掣反张，人事不省者。

组成：地龙（焙黄）不拘数、麝香酌量加十分之一。

用法：地龙置辛瓦上焙黄，研细末，加麝香混匀，研细，每用三分至五分，用金银花五钱，薄荷一钱，煎汤送下。

【审查意见】此方对于神经拘掣，有兴奋疏通之力，且伍以清凉药，治急惊风可以用之。

12. 清肝镇痉煎

主治：急惊风大热面赤，痉厥时发，无汗，甚则呕吐气逆者。

治法：龙胆草一钱，桑叶钱半，浙贝钱半，薄荷钱半，朱茯神三钱，川郁金钱半，制远志八分，芥穗八分，生石决明五钱，煎汤代水熬前药，为剂，频频灌之。

【审查意见】本方有镇痉清热之效，治急惊风颇宜。

13. 小儿急惊风第十三方

主治：小儿急惊风。

组成：鼠睾丸一具（要鼠儿子未出毛者雄鼠）阴干，研末，每服一分，开水送服。

【审查意见】此方民间颇多使用，亦屡效，但其药理则不知耳。

14. 小儿急惊风第十四方

主治：小儿急惊风。

组成：朱砂五厘，麝香五厘，明雄三厘。

用法：共研细末，以齑汁、白水对半，同煎沸送下。

【审查意见】有兴奋气机之功效。

15. 沥汁饮

主治：小儿发热，手足搐搦，吻疮，中风，口噤，惊痫，眩晕，消渴，热痢初起（用之无不效）以及惊风初起（流行性脑脊髓膜炎）等症。

组成：荆沥，竹沥，生姜汁。

用法：每服荆沥、竹沥各一茶匙，生姜汁一茶匙混合，加开水温服。

热盛者，多用竹沥；寒盛者，多用荆沥（吻疮和黄连、黄柏、黄丹去姜汁敷之）或加钩藤、薄荷叶汁；虚者加参汁少许；恶寒者，加苏叶汁；消渴反胃者，和米汁；口出涎沫者，加菖蒲、远志汁。

【审查意见】通行方，有清热镇痉之效。

16. 鼠肾惊丸

主治：小儿惊风及痫症等。

组成：鼠睾丸一具，熊胆半具，竹叶钱半。

用法：割去鼠肾囊之后，去其皮，次用到切成片，用甘草黑豆水浸一宿，取出，复用扁青水浸约二小时，取出，用新瓦焙干，研末为散。先将熊胆与竹叶煎温服之，约三四小时后，再用黄酒为引，将鼠睾丸散匀分三次，一日内尽服。

【审查意见】此方治小儿惊风，乡间多尝用之。但调制粗陋，抑且单用鼠睾丸，未如本方之完善也。

17. 小儿急惊风第十七方

主治：小儿惊风痰迷。

延胡索二钱，青黛六分，牙皂十四粒（火煨），麝香一分，半夏一分。

用法：用清水调成锭，每锭五分，阴干，每用一锭，取井水磨开，将药滴入鼻孔，即能渐进喉部，痰即吐出。

【审查意见】此方据云吐痰，未审效否，如其功效果尔，宜于痰涎寒时用之。

18. 小儿急惊风第十八方

主治：惊风发热，口渴面赤，气粗。

组成：钩藤一两，硝石五分，炙草一钱。

用法：各研末，混匀，每服五分，温水送服，日三次。服后微泄，连用二日即可痊愈，但不可泄多，多则无益有害。

【审查意见】此方清热，通便，利尿，镇静，惊风对症，当有功效。

19. 小儿惊风散

主治：小儿惊风，抽搐不宁。

组成：僵蚕三钱，薄荷三钱，蝉蜕三钱，蝎尾三钱，钩藤五钱，辰砂三钱，牡蛎五钱，石膏五钱。

用法：上药共研细末，每服三钱，温水送下，空心服。

【审查意见】此方纯恃镇痉之力，无兼症者，可用施用，否则随症处剂，不可拘泥为妥。

20. 小儿急惊风第二十方

主治：天吊惊风。

组成：人参五分，犀角五分，全蝎二分，天麻二分，甘草一分，钩藤一分。

用法：水煎服。

【审查意见】此方清热镇痉，惊风症可用，如无虚证，人参不用亦可。

四、小儿科

21. 保持散

主治：小儿惊风。

组成：甘草二分，朱砂一分，生大黄三分。

用法：将上药共研细末，用黑砂糖一钱五分，开水化，调药末，分两次，徐徐温灌下。

【审查意见】此方有镇惊、清热、消导之功，小儿神经病发热便秘者可用。

22. 太极丸

主治：疫疠浮行之时，小儿作热，眼目上窜，角弓反张，手足搐搦等症。

组成：天竺黄五钱，胆南星五钱，酒大黄二钱，真僵蚕三钱，真麝香二分，梅花片二分。

用法：共为细末，端午日午时修合，炼蜜为丸，如芡实大，朱砂为衣，姜汤化服一丸，神效。

【审查意见】此系古方，有通便、祛痰、辟秽之功，实证可用。

23. 小儿急惊风第二十三方

主治：抽风症

组成：桃仁七颗、杏仁七颗、山栀子七颗。

用法：用烧酒一两，白面一两，研成细末，和匀，男左女右，黏于手足心即妥。

【审查意见】有清热活血作用，可备应用，但效力不准确耳。

24. 小儿急惊风第二十四方

主治：小儿急慢惊。

治法：生栀子七粒，胡椒七粒，共为细末，入灰面三钱，鸡蛋一个，用青勺搅成糊，摊布上，如膏药样，贴在小儿心口，用布扎住，明日对时放开，其药变黑色，小儿心口转深蓝色，其病尽去矣。

【审查意见】效否难必，尚待研究。

25. 小儿急惊风第二十五方

主治：小儿急慢惊风，病羊痫风者。

组成：牛黄六厘，冰片三分，川连四分，朱砂四分，天麻四分，僵蚕三分（用酒洗炙黄），全蝎三分（用酒洗炙黄），陈胆星二分，甘草二分。

用法：共为细末，无付一分五厘，轻者七八厘，用钩藤、灯心煎汤，温送下。

【审查意见】此方治痫可以取用，但只可用以镇痉，如有其他兼症，则须随症治之方妥。

26. 复生散

主治：急惊风，口噤，项强，目睛上视，手足搐搦，不省人事。

组成：全蝎一钱，直僵蚕一钱，本牛黄一钱（好者五分），大梅片五分，明天麻七分，姜黄连五分，胆南星五分，粉草五分，麝香少许、黄牛胆七分。

用法：共研细末，分装瓶内，每服三五分，以银花、灯心、薄荷煎汤送下。

【审查意见】有镇惊、泻热、解毒、祛痰之功，治急症有效，慢症不宜。

27. 小儿急惊风第二十七方

主治：小儿急惊风。

组成：朱砂五厘，全蝎一个（去足、尾）。

用法：上为细末，乳汁调服。小儿一二岁者，朱砂用五厘至一分，三岁以上者，四五分；全蝎一岁一个，三岁二个。

【审查意见】清热镇痉，急风无兼症者有效。

四、小儿科

28. 小儿急惊风第二十八方

主治：小儿急慢惊风，而以急惊尤效。

组成：真牛黄五分，朱砂一钱，天冬二钱，全蝎一钱，地龙二钱。

用法：共为研末，作散剂，每服一钱，生米汤送服，日服一次。

【审查意见】镇痉清热剂，急惊风可用，慢惊风不宜。

29. 小儿急惊风第二十九方

主治：小儿急惊风，四肢拘急，发搐壮热，眼吊，痰涎上潮狂乱惊痫，及胸膈不利，一切风热毒火等症。

组成：天蚕三钱，蝎尾三钱，抓连三钱，钩藤三钱，雄黄三钱，巴豆霜三钱，赤金十张、朱砂三钱，天麻三钱，胆南星三钱。

用法：以上各药共为极细末，分数十包，每包二分，以白糖水送下，或白开水亦可，服改大便一二次，病则减退，如不愈，可再服一剂，神效。

【审查意见】此方清热，通便，镇痉，安神合用，急惊风有效。

30. 秘制保婴丹

主治：小儿慢惊风。

组成：西牛黄二钱，神曲一两，大黄一两，蝉蜕八钱，川贝母八钱，防风一两，茯苓一两，生草七钱。

用法：上药研细末，水泛为丸，每重五分，朱砂为衣。初生六月以内之小儿，每服半丸，一岁至四岁者，每服一丸，四岁以上，每服一丸至二丸。

【审查意见】有清热、镇痉、消导、利湿之效，小儿惊风可用。

31. 铁粉丸

主治：小儿惊痫壮热，夜啼等症。

组成：铁粉三分，麝香一分，朱砂一分，天竺黄一分，青黛一分，使君子一分，黄连一分，熊胆一分，木香二钱。

用法：研末和匀，以粟米饭和丸，麻子大。用米饮送三丸，三四岁者五丸。

【审查意见】此方清热镇痉为主，杀虫之力极微。

32. 小儿惊风散

主治：小儿急慢惊风，天吊，脐风，胎风，咳嗽痰喘以及一切抽风诸症。

组成：雄黄六钱，朱砂四钱，钩藤二钱，天竺四钱，巴豆霜三钱，全蝎四个，大赤金二十张、明天麻（火上焙干）二钱。

用法：以上八味药，共为极细末，三岁以下者，每服五分，三岁以上者，每服一钱，五岁以上者，每服二钱，临睡开水送下。

【审查意见】此治惊风套方，以急惊风为宜。

33. 小儿急惊风第三十三方

主治：小儿惊风症。

组成：真正朱砂一钱，明雄一钱，僵蚕五分，巴豆十个（将油去净）。

共为细末，用量每次一分，小儿五厘，俱用姜汤送下。

【审查意见】此方功专镇痉，急惊风可用。

34. 小儿急惊风第三十四方

主治：小儿急风。

组成：当归二钱，槟榔六钱，生军六钱，生草二钱，黑白丑六钱，白附子二钱，全蝎二个，赤金八张，钩藤四钱。

用法：上为细末，大儿每次五分至一钱，以黄酒送下；小儿每次三分至五分，用箸头缠蜜粘药，使小儿吮食之，每日早晚二次。

【审查意见】此系镇痉消导合剂,应用于小儿之惊风症,兼有食积停滞者有效。

(二) 慢风

1. 小儿慢风第一方

主治:小儿慢惊,脾虚,泄泻,体瘦脉弱。

组成:南枣四两(焙),石榴皮二两(炒),鸦片五分(焙,泡)。

用法:各研细末,和匀,米糊为丸,如桐子大。每服一钱至三钱,开水或乳汁,食前送服,一日二次至三次。

【审查意见】此方有收敛涩泻,镇静肠管之功效,用于慢惊泄泻,当能收功。

2. 小儿慢风第二方

主治:小儿体质虚弱或久病不愈或痘疹之后,误服寒凉,泄泻呕吐,转为慢惊者。

组成:泡姜八分,胡椒五分,肉蔻八分,肉桂五分,油厚朴一钱,丁香八分,苍术钱半,茯苓二钱。

用法:研细末,加灶心土三两,煮水澄清,再入前药煎之,频频灌下。

【审查意见】寒症呕吐泄泻,此方有效。

3. 小儿慢风第三方

主治:小儿慢惊风,抽搐,面白目呆。

组成:全蝎二十个(酒炙),麝香五分。

用法:研细末,和匀,贮瓷瓶内,勿令泄气,每服三分至五分,金银花汤调服,虚者,人参汤下。

【审查意见】此方可用兴奋神经,制止痉挛,慢惊风别无其他兼症者可用。

4. 小儿慢风第四方

主治:小儿慢惊风,属虚者。

治法：天麻二分五厘，白附子二分五厘，白花蛇肉二分五厘，防风二分五厘，川乌一分，薄荷一分，入姜三片，枣二枚水煎服。

【审查意见】惊风兼虚寒症者，此方有效。

(三) 脐风

1. 脐风灵散

主治：小儿脐风，撮口聚，唇闭口噤，啼声音如哑，舌上如粟，或口吐白沫或喉痰潮向，或气息喘急，或舌强面青，腹胀筋青等。

组成：大梅片八分，正朱砂八分，真牛黄八分，母根内新① wagneria 八分。

用法：将上四味共研为粉末，无服五厘，隔三小时服一次，重者一分，温水送下。

【审查意见】镇静药太少，效力当不甚大。

2. 小儿脐风第二方

主治：小儿撮口脐风。

组成：羚角一钱，山甲片钱半，天麻五钱，蝉蜕一钱。

用法：各研末，混匀，每服五分，先用乌梅将牙擦开，再以温水冲药。

【审查意见】此方功专镇痉，可作脐风之辅佐药。

3. 小儿脐风第三方

主治：小儿脐风。

组成：僵蚕一钱，蝉蜕一钱，苏薄荷一钱。

用法：煎汤服一勺半，隔五小时服一次。

【审查意见】此方药性和平，镇痉之力亦属可靠，脐风不兼其他疾患者，可以取用。

---

① 疑为硫酸镁（magnesium）之音译。

4. 小儿脐风第四方

主治：小儿脐风属内有邪热，手足搐搦，啼哭无力，角弓反张，面色青白等症。

组成：犀角尖一钱，黄连五分，全蝎二个，朱砂一钱，钩藤钩一钱。

用法：共为极细末，每服一分，乳汁送服。

【审查意见】此方有清热镇痉之效，每服一分，仍嫌太多，宜酌减至三厘至五厘即足。

5. 小儿脐风第五方

主治：小儿脐风，撮口抽掣，角弓反张。

治法：全蝎（焙末），朱砂各等分，研末，麴糊为丸，如绿豆大。朱砂为衣，每服一丸至二丸，乳汁或黄酒送服。

【审查意见】此降逆镇痉之单方，脐风别无兼症者，可以取用。

6. 小儿脐风第六方

主治：脐风。

组成：羌活一钱，朱砂一钱，胆南星七分，法半夏一钱，巴豆霜一钱，明雄黄二钱，倒虫六十个（炙干）。

用法：上药七味，为细末，蜜丸，比绿豆大，莞豆少小，用白开水或乳汁送下。至于服量，四六日小儿服半粒，满月后者，服一粒，周岁服一粒或二粒，三四岁服三粒。

【审查意见】倒扒虫治脐风有效与否，存疑代考。

7. 小儿脐风第七方

主治：脐风痰壅喉间，如曳锯声，眼睛上窜，四肢拘挛搐搦，角弓反张。

组成：大蜈蚣一条（焙），赭石五分，朱砂二钱，清半夏三钱，麝香三分。

用法：各研极细末，贮瓷瓶内，勿令泄气，每服五分至一钱，薄荷煎汤送服。

【审查意见】脐风痰壅搐搦者，此方可用。

(四) 吐乳

1. 小儿吐乳第一方

主治：小儿吐乳。

治法：用梨一个，将核去净，用生蜂蜜灌满，再行封好，蒸熟捣烂，食之即愈。

【审查意见】此方清胃热有效，胃寒者不宜。

(五) 乳积

1. 小儿乳积第一方

主治：小儿奶积病。

组成：葱白七个，苦杏仁七个，生栀子七个，红枣七个，皮硝三钱，飞罗白面三钱，酒糟一钱。

用法：上药共捣如泥，用五寸白布两块，摊药于其上，前后对贴患处，如三日内不见青色，更连贴数次即愈。

【审查意见】外治方，尚属有效。

(六) 小儿无乳

1. 八珍代乳膏

主治：无乳儿，用本膏代乳作营养品。

组成：白芡实二钱半，炒山药四钱，白扁豆四钱（去皮炒），莲子肉二钱半，云苓块五分，山焦五钱，神曲五钱，麦芽三钱，糯米二两，白糖半斤，甘草二钱，上白面一斤。

用法：以上各药共为极细末，将白面上笼干蒸八次后，再将白糖及药面共和一处，调匀，候用。量小儿之食量，以定用药多寡，用时，将药调为稀糊食之。

【审查意见】此方作荣养剂可用。

（七）虫积

1. 消积杀虫丸

主治：小儿虫积，面黄肌瘦，腹疼胀满。

组成：使君子肉一两，黑白丑各三钱，乌梅肉二钱，大腹皮二钱，广木香二钱，川厚朴钱半。

用法：研细末，白砂糖为丸，如芡实大，每用一丸，开水送下。

【审查意见】此方有杀虫化积之功，可用。又白砂糖和丸，利于小儿服用，制法亦较佳。

2. 杀虫救儿汤

主治：小儿虫积，经久不愈，身体日瘦，饮食少进。

组成：川连三分，胡连三分，生白芍二钱，鸡肫皮八分，炒楂肉一钱，芦荟一钱，潞参五分，炒枳实一钱，苦陈皮五分，乌梅肉三钱。

用法：水煎，空心服。

【审查意见】此方杀虫化积，可用。

3. 小儿虫积第三方

主治：小儿疳。

组成：乌药二钱，使君子三钱，白芜荑第二钱，芦荟三钱，肉豆蔻二钱，胡黄连二钱。

用法：上药共为细末，未满一岁者，每次服六分，一岁至三岁，可服一钱，每天一次。

【审查意见】此方杀虫通便，可备用。

4. 小儿虫积第四方

主治：小儿虫胀，肚腹膨大，面黄而瘦，腹痛者。

组成：干蟾皮三钱，槟榔三钱，使君子三钱，广木香二钱，黄连钱半，乌梅肉二钱，吴萸一钱，香附三钱。

用法：捣为散剂，用开水灌服，每服一钱，日二次。

【审查意见】肠寄生虫病兼停滞者，可用，惟作散剂，小儿每付服量嫌过多，恐妨胃，宜改作煎剂为妥。

（八）疳疾

1. 小儿疳疾第一方

主治：小儿疳疾。

组成：使君子肉一钱（面包煨），川连一钱（姜炒），肉豆蔻一钱（面包煨），神曲七分，麦芽七分炒，木香五分。

用法：共为细末，用一猪肝叶，竹刀切片，去白筋，去寒血水，散药于其上，用湿纸数层裹之，以炭火灰煨之，以热为度，时时食之。

【审查意见】此方杀虫兼助消化有效。

2. 肥儿丸

主治：小儿肚大青筋，骨瘦毛焦，泻痢疳热等症。

组成：白术（土炒）、建连各一两五钱，山药一两五钱，山楂肉一两五钱，芡实一两，白茯苓一两，神曲五钱，白芍（酒炒）五钱，白色大杀虫五钱，陈皮四钱，泽泻四钱，甘草三钱；如瘦极成疳，加芦荟二钱；泄泻，加肉果三钱（面煨）；内热口干，加黄连三钱（姜汁炒）；外热，加柴胡三钱；骨蒸热，加地骨皮五钱；有虫积，加使君子肉炒二钱；肚腹胀大，大便稀水，肠鸣作声，加槟榔五分，木香一钱。

用法：上药共为末，炼蜜为丸，每服三钱，空心米饮下，若是腹泻，不必蜜丸，可作散末，用米汤调服，或少加白糖亦可。

【审查意见】健脾化积有效。

（九）癖疾

1. 小儿癖疾第一方

主治：小儿痞积，不思饮食，腹胀体瘦，胸痞满闷。

组成：鸡内金三钱，于白术八分，建神曲三钱，苦楝皮二钱，陈皮二钱，莱菔子钱半，大腹皮二钱。

用法：各研末，枣肉和丸，每服一钱至钱半，开水下，饭前服。

【审查意见】此方有健脾消导之功，痞积可用。

2. 抓癖膏

主治：小儿癖疾。

组成：白蜡四两，桃仁四两，香油半斤，桐油半斤，生猪脑子半斤。

用法：男子理发灰水洗净不拘多少，上俱下锅内，文武火熬，俟蜡化尽，用绢虑去滓，次下飞过黄丹一十四两，熬成膏。待温再下胡黄连、香白芷、苏木、三棱、红花、莪术各三钱，当归尾、硇砂各五钱，麝香一钱半，各为细末，入膏内，搅匀，收贮，勿令泄气。先用皮硝煎水，洗患处，用生姜擦之，方用绢帛摊药贴上，贴后，用热鞋底炙热熨之。

【审查意见】此方有破瘀消积之功，可备外用。

3. 小儿癖疾第三方

主治：小儿痞。

治法：陈皮一钱，甘草二钱，麦芽二钱，槟榔二钱，神曲二钱，山楂二钱，煎服，红糖引。

【审查意见】消导剂，应用于消化不良，兼有食滞者，有效。

4. 小儿癖疾第四方

主治：小儿痞疾。

组成：水萝卜二两，黄酒糟二两，皮硝二两，栀子五钱，连皮生姜五钱。

用法：将药五味，共捣如泥，用布包贴患处，干则又换。

【审查意见】可资备用。

五、外科

（一）痈

1. 痈第一方

主治：一切痈肿及乳痈、乳岩等症。

组成：制香附五钱，蒲公英二两，麝香一分，酒二两。

用法：将香附研成细末，将酒水和匀，煮蒲公英，取极浓汁，取渣和香附末做饼，加入麝香，趁热敷患处，用布包之，数分钟后，药冷，即加酒少许，置火上，微温，趁热敷之。

【审查意见】此方具消炎止痛之力，痈肿初起可用之，但功效甚为迟缓耳。

2. 痈第二方

主治：痈疽发背及一切无名肿毒等症。

治法：隔年陈小粉一斤（陈久更佳），将小粉置锅内炒成黄黑色，初炒时，溶解如饴，再炒则焦，取起冷透，研极细末，用醋调和如膏状，服于患处，如患处肿大，即敷于四周，日敷四五次。

【审查意见】醋有消肿收敛之效，且能深入组织，此方之效，全在乎此，但只能用于小疖小疮初起之时，效力较确耳。

3. 痈第三方

主治：痈疽发背。

治法：蜜休一两，白矾五钱，梅片钱半，研细和匀，瓶收贮，取药适量，醋和涂患处。

【审查意见】此方有消肿止痛之效，痈肿初起，红肿高大，灼热疼痛者，用之有效。

4. 疮科神效丹

主治：诸疮恶毒。

治法：雄黄二两，朱砂五钱，活蜗牛一两（捣烂），蟾酥三钱（烧酒化开为锭），麝香一钱，寒水石八钱，研细，共和膏为锭一钱，以醋磨涂之一日数次。

【审查意见】此系解毒消肿之剂，可用。

5. 痈第五方

主治：痈疽发背，诸疖，恶疮及一切无名肿毒。

治法：川军一两，藤黄五钱，明矾四钱，蟾酥四钱，乳香二钱，射干二钱，雄黄三钱，蜗牛捣烂作锭，每锭重二分五厘，米醋磨敷，立即消散。

【审查意见】此方消毒散肿，有效。

6. 痈第六方

主治：阴性疮疽，经久不愈者。

组成：蝮蛇二钱（烧黑），鹿茸二钱（烧黑），鼹鼠二钱（烧黑），土茯苓五钱。

用法：上药四味，捣研细末，成人每次二钱，小儿七分，早晚空心服。

【审查意见】体虚寒者可用。

7. 无极化毒丹

主治：诸般恶疮毒肿。

组成：乳香五钱（另研），没药五钱（另研），巴豆四十九粒（去皮心，另研），草乌头（醋浸炮制，共醋候用）、浮石各一钱（烧赤醋淬七次，其醋候用），玄胡索五钱，牡蛎二钱。

用法：上七味为细末，和匀，用醋调糊为丸，如豌豆大。每服五丸，食后冷酒送下。

【审查意见】驱毒峻剂，体实证者可用。

8. 移毒丹

主治：无名肿毒，发背对口。

治法：地龙装在经霜丝瓜内煅枯焦，连瓜为末，每三钱加麝香一分，乳香五分，没药五分，雄黄一钱，蟾酥一分，黄蜡一两，共为末，蜡丸，每服三分，如在上部腰处，用甘草、桂枝、麻黄煎酒下，即移左手，如在背部，用羌活、防风、生姜汤下，即移足下。

【审查意见】辛温消毒剂，阴证可用，移毒云云，恐不确实。

（二）肿疡

1. 托裹散

主治：无名肿毒，未破溃者。

组成：皂角刺二钱，当归二钱，赤芍三钱，川山甲三钱，白芷三钱，制乳香二钱，没药二钱。

用法：上药共研细末，每服三钱，布包水煎汤，饭后历三时许服之。

【审查意见】此方活血消瘀，破坚止痛，于肿疡初起用之，必能有效。

2. 疮疡内消汤

主治：一切无名肿毒，各种疮疡，初起红炽高肿，发热不退者。

组成：荆芥穗钱半，防风一钱，薄荷一钱，银花二钱，连翘二钱，炒山甲一钱，皂刺五分，花粉三钱，赤芍二钱，归尾一钱，乳没各钱半，甘草一钱，滑石三钱，蒲公英三钱。

上药水煎，空心服，一日一次，连服二剂。

【审查意见】此方清热疏表，初起可用。

3. 肿疡第三方

主治：无名肿毒，初起发热，疼痛，红肿高大。

组成：连翘三钱，蒲公英三钱，金银花三钱，生甘草一钱，滑石三钱，青黛五分。

用法：上药水煎，空心服。

【审查意见】此方清热败毒，可用。

4. 肿疡第四方

主治：毒疮红肿疼痛，便秘溺赤，脉沉实者。

组成：大黄五钱，白芷三钱，银花三钱，蒲公英五钱，玄胡二钱，穿甲珠二钱。

用法：上药水酒各半煎服。

【审查意见】此方内服有消毒、攻坚、通便之效，疮疡初起便秘者，与外治法合用施治，功效尤捷。

5. 肿疡第五方

主治：项后无脓之干疮，日久不愈者。

组成：当归三钱，茯苓三钱，陈皮二钱，乳香一钱，炮甲珠一钱，连翘三钱，浙贝母二钱，银花二钱，天花粉二钱，黄芩钱半，栀子钱半，粉赤芍二钱，粉甘草钱半。

【审查意见】此方活血，消毒，泻热，破结，可用。

6. 活络流气饮

主治：活流注块，顽固之毒。

组成：木通三钱，白芷三钱，桔梗三钱，薄荷二钱，当归三钱，川芎三钱，红花二钱，甘草一钱，连翘三钱，皂角刺二钱，威灵仙二钱，元参三钱，天花粉二钱，银花七钱。

用法：水煎，早午晚空心各服一剂。

【审查意见】此方功能活血行瘀，消炎破结，肿疡初起可用。

(三) 疮溃

1. 加味神效定痛散

主治：疮疽溃烂疼痛。

组成：乳香五钱，没药五钱，麝香五分，寒水石一两，冰片一钱，白芷二钱，雄黄三钱。

用法：上药共为细末，搽患处，痛立止。

【审查意见】收敛疮口，止痛，活血，有效。

2. 疮溃第二方

主治：疮疡破后，疼痛难忍。

组成：硼砂三钱，寒水石四两（烧半日，研），乌贼鱼骨（研）、滑石（研）各两，轻粉一钱。

用法：上为极细末，干掺疮口，耳中痛苦者，以香油调如糊滴入。

【审查意见】此方有防腐消炎之力，溃疡可用。

3. 疮溃第三方

主治：疮疡破溃，久不收口，以及血流不止等症。

组成：血竭、龙骨、乳香、没药、赤石脂、海螵蛸、煅石膏各等分。

用法：上研细末，混合令匀，用时将药敷于疮上。

【审查意见】此方收敛，止涩，定痛之力甚佳，用以止血生肌，定能奏效。

4. 疮溃第四方

主治：疮疡破溃，久不收口。

组成：乳香二钱，没药二钱（去油），血竭二钱，儿茶二钱，珍珠五分，龙骨五分，冰片五分，象皮少许，石膏一钱，麝香五分，牛黄五分。

用法：上为细末，瓷瓶收贮，用时撒布疮上。

【审查意见】此方功专收口生肌，可备选用。

5. 溃疡神效散

主治：疮疡破溃，流脓流水，久不收口者。

组成：生石膏一两，枯明矾一两，冰片一钱，干松香一两，滑石粉一两，明乳没各五钱，珍珠钱半，儿茶五钱。

用法：各研细末，和匀，瓷瓶收贮，用时，撒患部，油纸盖覆。

【审查意见】燥湿收敛剂，溃疡可用。

6. 疡溃第六方

主治：发背疮，将溃时，根脚走散，不收束者。

组成：铜绿五钱，明矾四钱，胆矾三钱，五倍子两钱（炒），白芷五钱，轻粉一钱，郁金一钱，麝香一分。

用法：共为细末，用米醋一碗，盛勺内，慢火熬至一小杯，候起金色黄泡为度，待温成膏，每用将膏炖温，以新笔蘸膏，涂疮根上，又以绵纸覆之。

【审查意见】收敛疮口，可用。

7. 白灵生肌散

主治：肌肉不生。

治法：炉甘石（不拘多少），以木炭或，将炉甘石煅通红或用童便或以陈醋淬之，为极细末，加梅片少许，用时，以少量掺疮上即妥。

【审查意见】此有燥湿，制泌，清凉之效，疮疡之有分泌物者可用。主云生肌，恐无是效，须慎重之。

（四）脓疡

1. 开疮奇效方

主治：无论大小疮症，不能自行开口者。

治法：用荞麦秸灰少许，冷水和成糊，涂在疮上，一日即开，涂大开大，涂小开小，百发百中，无用刀割，且无疼痛。

【审查意见】据应征人云，此方功效，非常确实，可备试用。

（五）疖疮

1. 疖疮第一方

主治：疖毒初起，四肢困倦，不时发作，寒热心烦等现象。

组成：菊花三钱，银花三钱，丹皮四钱，赤芍四钱，蒲公英五钱，蜜休三钱。

用法：上水煎，空心服。

【审查意见】此方有败毒消炎之功，惟少通利二便之药，宜加木通、酒军等为妥。

2. 疖疮第二方

主治：疔疮，手指发肿，疼痛非常，肿处现有白点。

组成：紫花地丁三两，银花二两，生白矾三钱，生草梢三钱，连翘五钱，栀子二钱。

用法：水煎，早饭后温服。

【审查意见】此方泻热，解毒，散结，有效。

3. 疔毒散

主治：疔疮。

组成：天花粉三钱，轻粉三钱，硼砂三钱，潮脑三钱，白蜡三钱，冰片二分。

用法上共研细末，先用猪油四钱入锅内熬化，将上各药混合一处和匀，用针刺破患处，令出血将药抹上即妥。

【审查意见】此方清凉解毒，轻症有效。

4. 飞龙夺命丹

主治：疔疮发背，脑疽，乳痈，附骨疽，切勿头肿毒恶疮。

组成：雄黄三钱，朱砂二钱为衣，轻粉五分，血竭一钱，乳香二钱，没药二钱，铜绿二钱，胆矾一钱，寒水石一钱，麝香五分，蜗牛二十一个，蜈蚣一条（酒浸，炙黄色，去头足），蟾酥二钱。

用法：上为细末，先将蜗牛连壳捣烂，和前药为丸，如绿豆大，朱砂为衣，每服二丸，用葱白三寸，令病人嚼烂，吐于男左女右手心，将药丸裹于葱白内，用无灰热酒送下，病重者，再服二丸，汗出即效。

【审查意见】此系外科正宗原方，可用。

5. 疔疮第五方

主治：疔疮初起。

组成：当归二两，银花四两，甘草二两，蒲公英二两，红花五钱。

用法：水煎服。

【审查意见】此方功能消毒，疔疮初起，内服有效。

6. 千搥膏

主治：疮疡疔毒，初起瘰疬臁疮以及一切无名肿毒。

组成：白嫩松香四两（拣净），巴豆肉五粒，麻子仁七钱，土木鳖五个（去壳），乳香二钱（去油），杏仁钱（去皮尖）、没药二钱（去油），铜绿一钱（研细）。

以上八味如石臼中捣之，至三千余搥即成膏，取起，浸清水中，随疮大小用手捻成薄皮，贴疮上，用绢盖之。

【审查意见】此系古方，有驱毒之效。

7. 疔疮第七方

主治：疔疮（即淋巴腺炎）疼痛难忍，或麻木不知者。

治法：蟾酥、黄丹、白面各等分，用大癞蛤蟆以针刺破眉棱上，手捻出酥，滴干油纸上，或桑叶上，用竹篦刮下，然后挂在背阴出，待干研末，如白面及黄丹末，和丸，如麦粒状。用针破患处，以一粒纳之。

【审查意见】此乃治疗专剂，堪备选用。

8. 马齿拔疔膏

主治：疔疮。

治法：马齿苋不论多少，切碎捣为膏，涂疔疮上，干则易之，如此数次，再另用马齿三四两煎汤服之。

【审查意见】此系《医宗金鉴》外科门马齿苋膏原方，可用。

9. 回疔丹

主治：疔疮起线者。

组成：蟾酥五分，血竭五分，朱砂五分，没药五分，轻粉二分五厘，片脑二分五厘，麝香二分五厘。

用法：上为细末，草乌头汁和匀，作细条，刺破疮头纳入。

【审查意见】此方消毒止痛，疔疮有效。

10. 疔疮第十方

主治：疔疮恶疮。

治法：紫花地丁三钱，干萝卜切片阴干三钱，用黄酒煎三五次，热服，出汗为度，煎时不可令泄气。

【审查意见】此方清热毒解毒，可备应用。

11. 青银丸

主治：疔疮肿毒并跌仆伤，筋挛痛，贴骨痈疽，瘰疬，乳串，痰气滞凝，硬块成毒。

组成：马前子即番木鳖四两（以米泔水浸三日，刮去毛皮切片晾晒，麻油炒透），山甲片一两二钱（炒黄色为度），白僵蚕一两二钱（炒断丝）。

用法：上用黄米饭捣匀，和丸，晒干，每服五分，量人虚实酌减，临睡时，按部位用引经药煎汤送下。

头面，羌活、川芎各五分，煎汤送下。

肩背，皂刺尖五分，煎汤送下。

两臂，桂枝五分，煎汤送下。

胸腹，枳壳五分，煎汤送下。

两肋，柴胡五分，煎汤送下。

腰间，杜仲五分，煎汤送下。

两足膝，牛膝、木瓜各五分，煎汤送下。

咽头，桔梗、甘草各五分，煎汤送下。

跌扑，挛筋，红花、当归各五分，酒煎送下。

瘰疬，夏枯草，煎汤送下。

老年气血衰弱，妇人新产半月以内者，每服四分；小儿周岁以内者，每服九粒，周岁以外，服十一粒，三岁者，服十五粒，四五岁者，服十九粒，五六岁者，服二十一粒，八九岁者，服二十三粒，十岁以上者，服三分，十五岁以上者，服四分，二十岁者，照大人服。

【审查意见】此方应用于乳房结块肿痛有效，疔疮恐不确。

12. 疔疮第十二方

主治：面疔。

组成：黄连钱半，黄芩钱半，黄柏钱半，丁香钱半，白芷五分，蟾酥三分。

用法：上六味，共研细末，以菊叶汁和之，涂患处。

【审查意见】泻热解毒，可资外用。

（六）乳痈

1. 秘制乳痈神效汤

主治：乳痈初起红肿灼热，疼痛难忍者。

组成：金银花二两，蒲公英一两五钱，甘草节三钱，归尾三钱，没药二钱，乳香钱半，贝母二钱，川甲一钱。

用法：上水、酒各三碗，煎至一碗，食后服，余渣再煎服,立愈。

【审查意见】此方清热、活血、解毒,可用。

2. 和肝消痈汤。

主治:乳痈肿赤疼痛。

组成:当归五钱,赤芍三钱,川芎二钱,青皮二钱,瓜蒌一两,桔梗三钱,川贝母三钱,粉草二钱,银花三钱,乳香二钱。

用法:水煎服。

【审查意见】虽系通行方,尚属有效。

(七) 吹乳

1. 白膏药

主治:妇人吹乳肿痛。

治法:麻子三百六十个(赤白俱可用),拣净松香一斤,上二味合一处,捣如泥,沸汤内煮,以化为度,捞出入凉水内,去火毒,瓷瓶收贮,用时,以热水温软摊贴,不可见火。

【审查意见】此系普通单方,有消肿之效,可用。惟原件制法欠妥,宜先将松香研细末,再将蓖麻子捣如泥,与松香末和匀,熬成膏,即妥。

(八) 胯疽

1. 胯疽膏

主治:胯疽。

组成:南丹三钱,官粉一钱,口胶两半,陈醋半斤。

用法:用新砂锅或其他不易化合之锅熬成膏,均摊于白布上,布之大小,为直径二寸之圆形,大约如上配合一料,可制十张,将此膏贴于股间表皮,约七余日,更换一次。

【审查意见】此方贴治胯疽,初起有效。

(九)烂脚疮

1. 烂脚疮第一方

主治:烂脚经年不得痊愈。

治法:黄柏炒焦存性,研细末,和菜油调数日敷三五次。

【审查意见】此方有吸收水分之效。

2. 烂脚疮第二方

主治:烂脚疮,日久破烂,流脓流水,经年不愈者。

组成:赤石脂等分,松香等分,冰片等分,樟脑等分,轻粉等分,炉甘石等分。

用法:上研细末,麻油调匀,擦患部,一日一换。

【审查意见】此系燥湿、制泌、防腐合剂,富有吸收力,能使疮疡分泌浓汁、毒汁逐渐减少,烂脚可用。

(十)瘿瘤

1. 箍瘤膏

主治:瘿瘤。

治法:海藻二两,昆布二两,芫花二两,用青炭灰水熬化成膏,加入米醋一饭碗,再将生南星、生半夏、五倍子各一两,共为细末,加风化石灰(炒红色)二两,大黄末二两为膏,听用。初起者,将膏箍患处,百日消失,如未全消者,再箍。

【审查意见】此方痰湿证可用。

(十一)瘰疬

1. 瘰疬第一方

主治:瘰疬初起,未经开口者。

组成:贝母等分,夏枯草等分,郁金等分,陈皮等分,昆布等分,青皮等分,海藻等分。

用法：上研细末，炼蜜为丸，如弹子大，食前开水送服一丸。

【审查意见】瘰疬专剂，可备选用。

2. 瘰疬第二方

主治：瘰疬初起。

治法：活蝎虎一个焙干，上药研为细末，作散剂，成人每次半分，小儿酌量用之，以酒冲服。

【审查意见】此方外敷有效，内服既嫌不洁，药性又太峻猛，毋轻用。

3. 四仙饮

主治：瘰疬初起，结核脓胀未破溃者。

组成：海带五钱，金银花五钱，夏枯草五钱，蒲公英五钱。

用法：上药煎汤，食前温服。

【审查意见】此方配合，甚有精义，海带含有碘质，可作变质药用，治瘰疬者，古今中外，最欣赏；夏枯草亦为瘰疬专药，单味熬膏内服，屡屡生效；其余银花、蒲公英尤有清凉解毒之伟效，合而用之，必有相当之效果，但病人体羸胃弱者，用量总须斟酌为安。

4. 瘰疬第四方

主治：鼠疮瘰疬未破者。

治法：夏枯草不拘若干，上熬膏，摊布上，贴患处。

【审查意见】通行验方，可备用。

5. 瘰疬第五方

主治：瘰疬臁疮已破者。

组成：沥青四两，没药三钱（研末），乳香三钱，黄蜡五钱，铜绿五钱。

用法：先将铜绿为细末，入香油调匀，次将黄蜡、沥青火上熔开，入前铜绿，火上搅匀，熬待油热，方入没药、乳香，再搅匀，将药贮瓶，入河水内拔毒，照疮口大小，捏成饼子，贴上即愈。

【审查意见】此方功能生肌长肉，可用。

6. 瘰疬第六方

主治：瘰疬轻者，项上右或左生疙瘩，大小一串，患者不觉痛苦，日久破溃流脓。

组成：青粉、红粉各买贰角钱的，生石膏、熟石膏各买一角钱的，猪板油四两。

用法：上四味，连猪油共捣成糊（用铁杵在大石上捣），将药摊油纸上贴患处，外用布包好，每日早晚各换一次。

【审查意见】此方用于轻度之瘰疬症有效，破溃者不确。

7. 瘰疬第七方

主治：瘰疬。

组成：夏枯草八钱，皂角四钱，鳖甲四钱，芒硝四钱，血竭四钱，乳香四钱，没药四钱，当归四钱，白芷四钱。

上药如普通膏药方法熬之，熬成，摊油纸上，贴核上。

【审查意见】此方有和血、行瘀、消结之功，可备用。

8. 瘰疬第八方

主治：瘰疬。

组成：柴胡三钱，黄芪三钱，夏枯草三钱，当归三钱，川芎一钱，人参钱半，猪胆二个。

用法：煎汤，食前服之。

【审查意见】此方除治瘰疬外，且能鼓舞气机，促进血行，虚证可用。

9. 瘰疬第九方

主治：瘰疬结核以及无名肿毒，红肿高大等症。

组成：蟾酥一分，冰片一分，山慈菇五分，番木鳖五分，生大黄三分，紫花地丁三分，雄黄三分，朱砂一分。

用法：各研细末，用清茶调或用如意油调，外用于核上及周围角，过半点钟涂一次，日涂十余次。

【审查意见】瘰疬系全身疾病，须内外并治，方属稳妥，此方只用外治，虽不无相当功效，然究非完善之法也。

10. 瘰疬第十方

主治：瘰疬结核。

组成：硼砂二钱半，轻粉一钱，麝香五分，巴豆五粒（去膜），白槟榔二个，斑蝥十个（去头翅，糯米炒）。

用法：诸药共为细末，取鸡子二个，去黄用清，调药末，仍入壳内，以湿纸糊口，饭甑内蒸熟，取出晒干研末。成人每服五钱至一钱，小儿减半，用炒生姜煎酒或温水，于五更时调服。

【审查意见】此方逐瘀破结之力极强，体壮实者可用。

11. 瘰疬神效膏

主治：瘰疬。

组成：生山甲三钱，生半夏一两，生马前干四钱（煎碎），生甘遂一两，皂角三钱，生血竭二钱。

用法：先将半夏、山甲、甘遂、马前子、皂角五味，用香油煎熬，至枯为度，去渣，加黄丹收膏，火候到时。将血竭研极细末，掺膏中，熔化和匀，用时，按疮之大小，摊作膏药，但每用药一点，宜加麝香少许（麝香临用时再加）。

【审查意见】此方应用于瘰疬初起有效。

12. 瘰疬第十二方

主治：瘰疬。

组成：蜈蚣一条，全蝎十六个，山甲四钱，火硝三钱。

用法：用新瓦上撒衬硝，焙三天三夜，勿令焙黑，只以黄色为度，研细末，黄酒引或米饭下。只用新桶瓦，新板瓦各一个，将火硝撒板瓦内铺衬，再将全蝎、川山甲、蜈蚣放火硝上，令桶瓦口着，用净黄土和麦糠泥封固，勿令漏风，放火炉台上，靠火焙干三日三夜，勿令火着过，恐将药烧黑，即不能使用，只可炙黄为是，共合一处，研细末，分为七包。令病者每早饭后送下一包，如不能用酒，米汤下亦可。谨忌房事及食荞面百日。

【审查意见】此方有走窍破结之力，初起可用。

13. 瘰疬第十三方

主治：瘰疬鼠疮。

治法：用老广东的大叶子烟之叶筋切碎，用砂锅熬炙十小时之久，去渣熬膏。用布摊贴，若其贴药过痛时，可将梅片加在药上，则不甚痛。

【审查意见】有消肿之效。

14. 瘰疬第十四方

主治：气瘰。

组成：炒栀子一钱，粉丹皮一钱，醋柴胡八分，夏枯草三钱，连翘壳一钱，归尾一钱，制香附二钱，青木香三钱，玫瑰花二钱，川郁金二钱，若痰多，加半夏、竹沥；食滞加山楂、神曲；大便不通，加郁李仁、元明粉。

用法：水煎，食后服。

【审查意见】此方有疏肝活血之效，气郁不舒者可用。

15. 瘰疬第十五方

主治：气瘰鼠疮。

治法：用猫头一个（死者），烧灰，油调搽，或陈醋调搽。

【审查意见】此方有收缩淋巴腺之功能，可备用。

16. 瘰疬除根丸

主治：气瘰，湿瘰，痰瘰，在结核形成未溃破及未化脓者。

组成：牛黄三分，熊胆四分，珍珠四分，梅片四分，麝香四分，镜明砂一钱，明雄一钱，乳香五钱，没药一两，葶苈五钱，知母五钱，赤金十五钱。

用法：先将珍珠、明砂、雄黄研细，再将乳、没、葶苈、知母、贝母研细，两相和匀，然后纳入牛黄、熊胆、梅片、麝香，共研极细，用人乳和为丸，以生男孩之妇乳为佳，如绿豆大，再将赤金另研为衣。每服五丸，小儿酌减，一日二次，于早晚饭后，用开水送下。

【审查意见】此方泻热消结，可以备用。

（十二）痔核

1. 痔核第一方

主治：痔疮。

组成：生黄芪五钱，当归二钱，川大黄二钱半，广木香二钱半，甘草二钱，皂刺二钱，黄芩二钱半，川朴二钱。

用法：上水煎，温服。

【审查意见】此方有补气消坚之效，适应于气机无力鼓舞，使疮毒外达者，厥为对症。

2. 痔核第二方

主治：痔疮。

治法：当归一两，蒲公英一两，连翘五钱，生姜一两，猪肠头八寸近肛门一段，水煎汤，用棉花二两，缠于箸头，外用白布包，扎泡药汤内，乘热掩洗，冷则再泡再洗，每日至少洗一次，每次洗一时以上，六七次即愈。

【审查意见】有活血消散之效，适于痔疮外用，虽无根治之力，总可轻减病症及痛苦。

3. 痔核第三方

主治：痔疮。

组成：防风三钱，荆芥二钱，枳壳二钱（炒），菟丝子二钱，蛇床子三钱，川椒五钱，苏根三钱，蛤蟆草二钱，鸽子粪一把、大白葱一根。

用法：以上药十样，熬水熏洗，数次即愈。

【审查意见】此方辛温刚燥，熏洗痔疮，有活血通瘀之效，以初起痔核用之，较为相宜。

4. 痔核第四方

主治：痔疮不论新久。

组成：大乌龟一只。

用法：将龟打死，去外壳，连皮肉加入，置瓦罐内，煮成极烂稠汤，乘热熏洗痔部。

【审查意见】效否，可备试用。

5. 洗痔液

主治：痔疮。

组成：蜈蚣二个，金银花三钱，连翘三钱，皂刺三钱，蒲公英三钱，知母三钱，甘草钱半，乳香钱半，没药钱半。已破者，可加枯矾二钱。

用法：以上各药，先泡二小时，煮三沸，去渣，盛小瓶中，置水锅，重汤煮之，以药水有粘力为度。但乳香、没药、枯矾三味，研极细，后将煎好之药水，用时，倾入小瓷盆或碗内，用絮蘸药水，轻洗患处，每日二三次。

【审查意见】此方有消毒、攻坚、泻热、止痛之效，可以试用。

6. 痔核第六方

主治：漏疮。

组成：苦参三钱，地骨皮三钱，艾叶二钱，防风钱半，蛤蟆草一钱，地龙钱或狼毒钱。

用法：上六味，加瓦松三钱，水四碗煎之，先熏后洗，须避风。

【审查意见】有活血行滞之效，漏疮以之外用，能轻减病症及痛苦。

7. 痔核第七方

主治：漏疮。

组成：栀子二钱，槐花二钱，瓦松二钱，胆矾二钱，海螵蛸二钱。

用法：煎汤洗之。

【审查意见】有清热收敛之效，漏疮可用。

8. 痔核第八方

主治：新久漏疮。

治法：喇叭花，即土地黄苗，三月内未开花时，连根采来，阴干，五钱，又采茎叶五钱，将喇叭花以水三碗，煎二碗，日洗三次，内用酒、水各一盅，煎茎叶五钱至八分，空心服，隔三日，再服一剂。

【审查意见】喇叭花治痔漏，能否有效，尚难确证，存待试用。

9. 痔核第九方

主治：痔漏。

组成：酒当归五钱，露蜂房五钱，川连五钱，槐花三钱，川芎三钱，皂刺二钱，乳香三钱，枯矾三钱。

用法：上研末，黄蜡二两，熔化为丸，桐子大。每服三十丸，漏芦、炉甘石煎汤送下。

【审查意见】此方有活血、攻坚、消炎止痛之功，适应于痔核期，有效。若曾经破溃者，勿用。

10. 文痔漏丸

主治：痔漏。

组成：倭硫黄一钱。

用法：将倭硫黄研细末，面糊为丸，共计二十一丸，早晨空心用黄酒送下三丸，七早服完。

【审查意见】此方有缓缓通便及杀菌之效，痔疮初期可用。

11. 武痔漏丸

主治：痔漏。

组成：甘遂（制）等分，鸡肠子（焙）等分，红花每服二钱（煎）。

用法：甘遂用土泡黄，鸡肠子火上焙黄，研于一处，泛为丸，如桐子大。早晨空心将红花煎汤送服一钱。

【审查意见】此方有逐瘀破结之效，痔核初起可用。

12. 痔核第十二方

主治：痔漏疼痛。

组成：川大黄四两（酒、醋、便、乳各制一两），槐子三两（研细），穿山甲三两（醋炒研末），木耳二两，蜂窝三两。

用法：共为末，猪大肠七寸，将前药入肠内，在砂锅内煮烂。木杵捣为泥同蜜为丸，如梧桐子大，每次三十丸，空心白汤送下，外用温水坐瓷盆熏洗。

【审查意见】治痔专剂，有效，惟木耳有碍生产，少妇当慎用。

（十三）痔瘘

1. 痔瘘第一方

主治：痔疮有管漏者，时时流分泌物，或肿胀疼痛者。

治法：立秋后马齿苋三十斤取汁熬膏，槐角三斤焙为末，入膏内，每服三钱，空心开水下。

【审查意见】有清热消炎之功，至云能除瘘管，恐不确。

2. 胡连闭管丸

主治：痔疮漏管。

组成：胡黄连净末五钱，穿山甲五分（麻油内煮黄色），石决明五分，槐花（炒）五分。

用法：上为末，炼白蜜为丸，麻子大，晨昏各一服，每服一钱，开水送下。

【审查意见】此方清热解毒，又兼破结，痔疮可用。

3. 痔瘘第三方

主治：痔瘘。

组成：夏枯草八两，甘草节四两，连翘四两（去子），金银花一斤。

用法：夏枯草、甘草节、连翘等共为细末，以金银花煎汤，水丸，如桂圆核大。每晨用盐汤送下三钱。

【审查意见】此方能清热消炎，不能去管，以痔核用之为宜。

4. 槐角汤

主治：痔疮。

组成：槐角五钱，地榆五钱，荆芥五钱。

用法：水煎，温服，连服二剂，即效。

5. 痔瘘第四方

主治：痔疮破溃流水成漏，痒疼者。

治法：砒霜、乳香、广木香、明白矾各药临用时酌定用量，共研细末，和西药凡士林膏，频频擦之，即愈。

【审查意见】以上二方，内外合用，取效更捷。

（十四）血痔

1. 血痔第一方

主治：血痔。

组成：槐花七钱，皂角刺一两（烧灰），地榆七钱，当归一两，猬皮五钱，苦楝根五钱。

用法：五倍子二钱，共研细末，醋调绿豆粉，煮糊为丸，如桐子大。每服二钱，小儿减半，空心将此药服下，另用热童便及白矾末煎汤熏洗，一日一回。

【审查意见】痔疮专药，可用。

2. 血痔第二方

主治：痔疮出血，里急疼痛。

组成：槐花五钱，艾叶三钱（炒），地榆五钱，当归五钱，川芎三钱，白芍五钱，枯矾三钱，贯众一两，猬皮一两，皂针三钱（醋炙）。

用法：上为细末，蜜丸如桐子大。大人每服三钱，小儿酌减，空心米饮送下，一日一服。

【审查意见】此方有消痔、破结、止血、收敛等效，痔疮出血可用。

3. 血痔第三方

主治：痔疮下血。

组成：陈醋半斤，硬砖一块。

用法：先将砖烧入火中，烧红后，可将陈醋喷在砖上，再于砖上覆布一块，蹲于其上，随后即坐于砖上，数次即愈。

【审查意见】此我国古时烧灼疗法之一种，颇合痔疮外用，盖陈醋有散瘀、消肿、止痛之透达作用，能使局部病变逐潮减退，但功效较缓，须持续行之，方既简，且省费，诚为一般贫民治疗之良法也。

4. 血痔第四方

主治：痔疮出血。

组成：明矾一钱，白糖一钱（焙干）。

用法：上二味，和于一处，研为细末，分为十包，每服一包，日三次，饭后开水冲服。

【审查意见】有收敛性，能止血，可备用。

5. 脏连丸

主治：诸痔肿痛，肠风下血，肠痈脏毒及赤痢等症。

组成：黄连八两，槐米二两，槐角一两，苍术一两，枳壳一两，香附一两，防风五钱，牙皂五钱，木香五钱，猪大肠一具（用时翻转，糖盐各半，擦去秽，蒸烂）。

用法：捣丸，晒干，每服三钱，空心开水送下，重者一日服三次。

【审查意见】此方有泻热，燥湿，止血，调气之功，适应于湿热性之痔疮疾患。

6. 血痔第六方

主治：痔核肿疼，大便困难或成瘘管，脓血淋漓。

组成：大黄一钱，制乳香一钱，白矾二钱，黄柏二钱，冰片钱半，熊胆二钱，轻粉钱半，麝香八分，蟾酥钱半。

用法：研极细末，瓶收备用，先用生枳壳、癞蛤蟆草各五钱，煎汤洗之，再将上药敷上，用量约一钱至二钱。

【审查意见】此方有止痛、消炎、收敛之力。

7. 血痔第七方

主治：痔疮溃烂而翻花者。

组成：木鳖子五钱。

用法：将木鳖子捣极细末，以陈醋和药末，敷患处，一二次神效。

【审查意见】此方外治有效，但未能除根耳。

8. 血痔第八方

主治：血漏（大便带血，肛门灼热，肿疼后重）。

组成：地榆炭一两，炒槐花一两，皂刺五钱，猪大肠一条，归尾五钱，川楝子五钱，醋青皮三。

用法：共研细末，白蜜为丸，如桐子大，每次三钱，小儿酌减，饭前服，盐水送下。

【审查意见】此方凉血破结，可资备用。

9. 血痔第九方

主治：痔漏大便带血。

组成：阿胶四两，白芷二两。

用法：将阿胶用长流水化开，再将白芷研细末，入胶内，作丸剂，如梧子大。每早晚空心服三钱，白开水送下。

【审查意见】有止血之效，白芷宜炒用。

10. 血痔第十方

主治：肠风下血，痔漏。

组成：鲜牛大肠一斤至二斤，择犍牛肛门前者。

用法：上用冷水洗净，砂锅内煮熟，早晚空心，用淡黄酒引食下。

【审查意见】通行单方，可用。

（十五）虫漏

1. 虫漏第一方

主治：虫漏带血。

组成：通大海一钱，牙皂二钱，椿白皮二钱，川大黄二钱，楝树皮一钱，使君子二钱。

用法：水煎，温服。

【审查意见】有杀虫、消炎、通便之作用。

（十六）跌仆伤

1. 接骨散

主治：跌打损伤。

组成：瓜蒌仁三钱，五加皮三钱，香附三钱，麝香五分，胡椒三钱，人中白三钱，川花椒三钱，白公鸡一只另备。

用法：将药品共研为末，再将白公鸡用杵臼捣如泥，连毛乘热敷于青布上，将药撒鸡肉泥中，紧裹患处，三日后，换接骨膏。

【审查意见】此方消肿行瘀有效。

2. 接骨膏

主治：跌打损伤。

组成：当归七钱半，川芎五钱，乳香二钱半，川乌四钱，没药二钱半，骨碎补五钱，黄松香六钱，木香一钱，另用好香油四两炼凉。

用法：将药品共研细末，与香油调成膏药，敷于青布上，按第一方将接骨散去后，再将此膏药裹紧，至愈为止。

【审查意见】此方活血行瘀，且有收敛止痛之功，可用。

3. 跌仆伤第三方

主治：跌打损伤。

组成：麦秸一束黄表即黄秸纸生酒一瓶。

用法：将麦秸烧灰存性，用黄表包好，贴伤处，将生酒温暖，倒黄表包上，其瘀血自散立止疼痛。

【审查意见】此方消肿止痛，有效，可资备用。

4. 跌仆伤第四方

主治：跌打损伤。

组成：海桐皮三钱，乳香二钱半，没药二钱半，全当归钱半，川芎一钱，香白芷一钱，川椒一钱，原红花一钱，透骨草五分，防风一钱，赤芍一钱，威灵仙八分，生草八分。

用法：以上各药，用砂锅煎熟，亦洗亦吃，连服四剂。

【审查意见】此方有活血之效，可备用。

5. 栀子劳糟软膏

主治：凡打扑挫跌磕等伤，红肿未破皮者。

组成：栀子一两，劳糟三两，小麦面五钱，视伤之轻重,而酢用量之多寡,如不敷用,可倍量。

用法:上先将山栀研细,再合糟面共捣如泥为软膏,无劳糟,代用柴酒,或加生地黄,惟劳糟辛散而外,有甘缓作用,如用柴酒,可加红糖少许,外涂敷于患处,干则易之,以愈为止,如伤重血甚者,可内服活蟅虫二个,洗净捣如泥,入酒少许,开水冲送下。

【审查意见】此方有清热消炎之功,肿痛用之有效,惟方中柴酒不详,蟅虫生用,亦嫌不妥。

6. 跌仆伤第六方

主治:跌扑之后,气血瘀滞不通,胸肋疼痛者。

组成:酒当归五钱,酒白芍三钱,醋柴胡八分,醋青皮钱半,广木香五分,川红花钱半,桃仁泥三钱,滑石三钱,甘草八分,川芎二钱,大便不通加酒军钱半,芦荟钱半。

用法:水煎,另兑黄酒一盅,童便一盅,空心温服,一日一剂,连服二剂。

【审查意见】此系活血通瘀专剂,可备用。

7. 跌仆伤第七方

主治:跌扑,筋骨气血凝滞,腰痛。

组成:当归四钱,川芎三钱,白芍二钱,生地二钱,桃仁钱半,牛膝一钱二分,元胡钱半(酒炒),红花二钱(酒炒),肉桂二钱,如痛甚者,加乳香、没药各一钱,均去油。

用法:外用酒糟、葱、姜捣烂,炒热罨之。水煎,空心服。

【审查意见】此方有活血通瘀之效,可用。

8. 跌仆伤第八方

主治:跌扑努伤,瘀血,胸中作痛甚至呼吸气痛者。

组成:大黄三钱,归尾三钱,桃仁三钱(小儿酌减)。

用法:上药煎汤,加酒三盅,早饭后服,免伤胃气。

【审查意见】跌仆之后,如患者大便秘结,兼有瘀血等症者,此方可用,否则未便轻率。

9. 胜金丹

主治:跌打损伤。

组成:血竭三钱,乳香三钱,没药三钱,地龙五条,自然铜一两,无名异五钱,木鳖子五个。

用法:上为末,蜜丸如弹子大,卧时用好酒送下一丸,如为跌伤,用红花、苏木煎汤服之。

【审查意见】此方有破瘀、疏滞、止痛之效,气血凝滞过甚者,可用。

10. 跌仆伤第十方

主治:跌坠磕撞凝集瘀血疼痛者。

组成:丁香一两,木香一两,瓜儿血竭一两,儿茶一两,热大黄一两,红花一两,当归头二两,白茯苓二两,白芍二两,莲肉二两,丹皮五钱,甘草三钱。

用法:以上十二味共为细末,每服三钱,布包用滚水加酒为引,煎服,若平时备用,炼蜜为丸,更妙。

【审查意见】有破瘀、导滞、行气之效。

11. 定痛散

主治:跌坠磕撞,皮肉未破,疼痛发肿。

组成:当归一钱,川芎一钱,白芍一钱,官桂一钱,升麻一钱,防风一钱,红花五钱,紫丁香根五钱,山柰三钱,麝香三分。

以上十味,共为末,用老葱捣烂,和药调敷。

【审查意见】此方活血行瘀,尚属可用,但升麻、防风似无可用之必要,宜删去为妥,更加乳香、没药各一钱五分,止痛之效必较此为佳也。

（十七）骨折

1. 骨折第一方

主治：跌打骨折，腰部疼痛。

组成：虎骨三钱，败龟板三钱，黄芪三钱，牛膝三钱，萆薢三钱，续断三钱，乳香三钱。

用法：以上各药，均用酒浸，水煎服。

【审查意见】此系强筋壮骨专剂，有效。

2. 骨折第二方

主治：跌打骨伤（骨折及脱骨）。

组成：土鳖子（去足，火煨）三十个，续断一两，古石灰一钱，大枣三十枚（去皮）。

用法：先将土鳖子煨熟，研为细末，再将古石炭、续断共捣之，用筛取其末，再将大枣蒸熟捣烂，纳诸药末，共为一百丸，大人每服五丸，渐次增至二十丸，小儿二丸至四丸，每日空心服，开水送下。

【审查意见】此接骨通行验方，有效。

3. 骨折第三方

主治：骨折。

组成：马前子一两，自然铜七钱，朱砂三钱，黄牛角五钱。

用法：上药马前子用小便浸过，去皮毛切片，和陈壁土炒，研细末。自然铜火炼七次，醋浸七次，为末。朱砂用水飞净，黄牛角烧灰存性，共为极细末。黄酒服三分，且不宜多服。

【审查意见】此方有镇痛接骨之效，可以备用。

4. 骨折第四方

主治：骨折。

治法：乳香（去油）、没药（去油）、土鳖、血竭、自然铜、归尾、大黄、硼砂、骨碎补（去毛），以上九味药，各三钱，系内服药。每服用铜钱一剂，醋调送下，每十分钟服一次，服一日为止。

白公鸡一只，肉桂六两（研末），乌金纸十五张，以上三味，先将白公鸡捣烂，再将肉桂、乌金纸和捣极烂，用黑皂布二尺，将药敷在布上，裹患处。外用竹劈捆紧，愈紧愈好。俟一对时，即将布药取下，否则恐皮肉有害。此时骨已接好，静养百日，即可愈。

【审查意见】此接骨通行方，可备应用。

5. 骨折第五方

主治：跌打损伤，筋骨折断，比较轻微者。

组成：牡牛角一个，榆树皮三钱，白杨皮三钱（用白），黍米面三钱，花椒七粒。

用法：先将牡牛角向火上炙一曾，合诸药共为细末，酌量加陈醋，置火上，熬成稀糊，一顺搅成拔绪状为度，将药糊摊青布上，贴患处，外夹以木板缠定。

【审查意见】此方乡间多使用之，轻度骨折用之有效。

6. 骨折第六方

主治：跌打损伤，骨折皮破等症。

组成：汉三七三钱，血竭三钱，儿茶三钱，五加皮三钱，乳香三钱，没药三钱，潮虫二十一个，白胡椒二十一粒，半夏三钱，雄鸡一只（带毛，活，捣如泥）。

用法：上药研细末，用时，将鸡肉摊布上，将药末撒鸡肉上，裹伤处，再用长带扎紧。

【审查意见】此方有止痛、活血、舒筋之效，惟用法欠佳，按骨折最需注意者。为固定患部，宜以木片扶于骨折部之两侧，以带扎之为妥，而今西法所用，缚之石膏绷带，亦同此目的，可采用之，又方中所用潮虫，亦不详。

7. 骨折第七方

主治：跌打损伤。

五、外科

组成：番木鳖五钱，青麻一两，当归尾三钱，赤芍钱半，制乳香钱半，制没药钱半，真血竭五分，续断二钱，五加皮三钱，杜仲二钱，鱼鳞胶一钱（炼珠），糯米粉二两。

用法：上药共研细末，将糯米粉打糊为膏，剂摊青布上贴患处，即妥。

【审查意见】可备应用。

8. 骨折第八方

主治：跌打损伤。

治法：苍蝇老虎数①个，捣烂好酒冲服，即愈。

【审查意见】此方即便有效，其理未详。

9. 骨折第九方

主治：同前。

治法：玫瑰花四十九朵，黄菊花四十九朵，月季花七朵，土鳖虫七枚，共研细末，用童便分三次冲服。

外治法：以野菊花根捣烂敷之。

【审查意见】内服外用，功效必佳。

10. 骨折第十方

主治：跌伤。

治法：大魁栗研细末，干敷或嚼烂敷之，亦愈。

【审查意见】功效不敢必定，待试。

11. 骨折第十一方

主治：同前。

组成：土鳖子一钱，真血竭五分，乳香一钱，没药一钱。

用法：水煎服。

【审查意见】功专活血，行瘀止痛，可用。

---

① 即跳蛛。

六、皮肤科

（一）疥疮

1. 疥疮第一方

主治：疥疮。

组成：水银五钱，大枫子五钱，核桃仁三钱（捣），人言少许。

用法：将上药捣如泥，以猪油调适宜，按脐上揉之，手热即止，可向左边转之，即泻，如向右转，即呕吐。

【审查意见】此方能直接杀灭疥癣虫，可用，又于未用药前，可用石炭酸肥皂或加里石硷①等水，擦洗脐部周围，使药力得充分直达，免却皮肤秽腻，阻隔药力之虞。

2. 神效无忧散

主治：一切恶疮疥癣。

组成：水银、黄柏、黄连、柏脂（透明者）、腻粉、土蜂窝（着壁上者）、甘草各等分。

用法：水银以唾津研如泥，入瓷器中，以麻油和研，绢滤如饴，入药末再研，如稠饴，温水洗疮，干涂之。

【审查意见】此方消毒清热，且能吸收毒汁，恶疮用之，可使病症轻减，如于有分泌物之疥疮，当能奏效。

3. 疥疮第三方

主治：疥疮。

服剂：皂角刺一大把，放入猪肠肚内煮熟，空服食其肚，并少饮其汤。

---

① 为钾盐皂之日语直译。

搽剂：硫黄一两，熟猪油四两，枯矾五钱。将上药搽剂，捣烂和匀，然后用布包之，搽时甚便，唯须注意者，宜先洗身换衣，然后涂搽，取效甚速。

【审查意见】搽剂有小效，内服药存疑。

4. 疥疮第四方

主治：疥疮久不愈者。

大枫子二钱，硫黄三钱，砒霜五分，苦参末一钱。

用法：上四味研细末，以猪油四两和匀，包布袋内，以火热之，以油浸出，俟温搽之，内服荆防败毒散（方略）。

【审查意见】有杀虫之效，可资外用，更须于未用药前，注意清洁皮肤，俾药力充分发挥亦为要事。

5. 疥疮第五方

主治：皮肤病之干疥、脓疥、黄水疮及一切湿疮等。

组成：硫黄一钱，吴萸一钱，硼砂一钱，儿茶三分，冰片二分。

用法：上各研细末，瓷瓶收贮，疮颗有脓水者，可用凡士林调敷，痒甚者，醋调敷，如疮颗有脓水者，宜用针挑破洗净，用药末干撒之。每隔二小时，敷一次，三五日即效。

【审查意见】此方治一切皮肤病，功效甚良，有杀虫、止痒、清热、消炎之作用。

6. 疥疮第六方

主治：脓疥。

秦艽三钱，苦参二钱，当归三钱，生芪二钱，防风三钱，荆芥三钱，炒黄连钱半，乌蛇七分，地肤子五钱，生姜三片，上水煎服。硫黄四钱，松香三钱，黄丹一钱，上共为细末，香油调敷。

【审查意见】荆、防、苦参用量嫌重，宜酌量减轻方妥。

7. 疥疮第七方

主治：疥疮脓窝。

组成：明矾二钱，花椒二钱，硫黄四钱，白萝卜一条。

用法：将萝卜剖开，将三味药装内扎好，埋灰火内煨枯，将药研细末，入葱白三根，同猪油捣烂，纱布包擦。

【审查意见】有杀虫、燥湿、收敛之效，疥疮分泌物多量者可用。

8. 疥疮第八方

主治：疥癣癞疮。

组成：大枫子仁六钱，硫黄二钱，明雄黄六分，人言三分。

用法：共为细末，用猪油四钱调匀，用纱布包裹，在患部频擦，六日定愈。

【审查意见】通行方，有杀灭疥癣虫之功用，外用有效。

9. 疥疮第九方

主治：疥疮。

组成：猪脂油二两，花椒一两（焙干），硫黄一两。

用法：上药二味，捣成面子，与猪油捣在一处，用生白布包好，以桑柴火烤熟，在疮处擦之。

（二）癣

1. 癣第一方

主治：癣。

组成：枯矾二钱，轻粉二钱，大枫子五钱，杏仁五钱。

用法：上捣膏，以纱布蘸擦患处。

【审查意见】此方杀虫之效甚佳，治癣当能有效，但难免疼痛之感。

2. 癣第二方

主治：癣病不拘远年近日者。

组成：巴豆、大黄、蓖麻子、黑胡麻、斑蝥，以上五味各等分。

用法：上研为细末，以麻布包好，清热酒涂患处。

【审查意见】此方有杀虫之效，癣病可用，顽固者尤为相宜。

3. 癣第三方

主治：疥癣。

组成：大枫子二十六个，水银五分，核桃仁二个，枯矾一钱，花椒四分，冰片七分，猪脂油三钱，人言五分，雄黄一钱。

用法：共研如泥，绸绢包固，搽患处。

【审查意见】杀虫专剂，有效。惟刺激甚强，涂搽时间不可过久，须更替洗换为妥。

4. 癣第四方

主治：疥癣。

组成：巴豆二两，大黄二两，蓖麻子二两，黑胡麻子二两。用法：上四味，研挫，麻布包之，热酒浸，频频擦之（擦后一时或半时之间，与麻疹发于肌表相似）。

【审查意见】此强有力之杀虫剂，顽固疥癣可用。

5. 疥癣除根油

主治：疥癣及各种皮肤病。

治法：柏油（侧柏叶榨取之油），先用绍酒洗净患部，后以鸡毛蘸油少许，薄涂患部，约隔一日之久，即以热水或入浴洗去，再依法涂抹。

【审查意见】柏油治疥癣，历代医家亦多应用。但多配伍他药，单用者殊不多见，此方单用一味，未知确效与否。但详细考察，此药既为屡用之品，虽不配伍它药，当不无相当之功效也。至其用法，亦较前代进步多矣。

6. 癣第六方

主治：癣疮。

治法：硫黄一两，上药入铜器内，再灯火上熔化（切忌放灶火及炉火上），再加顶上银朱五钱，搅匀，离火倒油纸上，候冷研细，用好醋将药调匀，敷患部，如系溃疡，用白蜜调敷。

【审查意见】阴性疮经久不愈，发生强度之痒感者可用应用。热性者，不宜。

7. 癣第七方

主治：顽癣（俗名牛皮癣）。

治法：斑蝥七个，以火油四两将斑蝥浸入，封口，经过七天后，即可用。每天以斑蝥酒涂患处，五六次。

【审查意见】此方有刺激兴奋之作用，顽癣外用，尚属相宜。但须注意涂擦过度，引起局部发泡为要。

（三）癜风

1. 癜风第一方

主治：白癜风。

组成：矾石、硫黄各等分。

用法：上二味研细末，用醋敷患处。

【审查意见】初起有效。

（四）黄水疮

1. 黄水疮第一方

主治：黄水疮。

治法：陈石灰四两（研细），生大黄一两，共置砂锅内，用文火炒，以鹅羽或鸡羽搅之，炒至桃花色，去大黄调敷患处，湿者干搽。

【审查意见】石灰必须陈久者方佳，用新者恐其作痛（此方与桃花散之药料制法同，外伤用之，有止血之效）。

2. 黄水疮第二方

主治：湿疮发痒，溃烂流水。

治法：铜灰五钱以纯净芝麻油拌匀另用，甘草煎汤一大碗。先以甘草水将疮洗净，然后将药涂患处。

【审查意见】铜灰太不清洁，用以涂疮不宜。

3. 黄水疮第三方

主治：多年头疮，其形白黄而流黄水，痒甚。

组成：松脂八钱，黄连八钱，黄茶一两，苦参一两，蛇床子二钱五分，大黄五钱，白矾（煅枯）五钱，水银一两分钱，胡粉半斤（合水银入水少许，同研，令不见星为度）。

用法：上为细末，研匀，用腊猪油调涂患处。

【审查意见】此方有泻热、燥湿、杀菌止痒之功，外用有效。

4. 黄水疮第四方

主治：脚趾间湿痒流水。

组成：枯白矾一两，黄丹五钱，老松香一两，孩儿茶五钱，滑石一两，乳没各五钱。

用法：上研细末，撒于患部，每日一次。

【审查意见】此方有燥湿泻热之功，可备用（有分泌物且作痒感之皮肤疾患）。

5. 黄水疮第五方

主治：小儿头上黄水疮及秃癣。

组成：松香二两（为末入葱管内用线扎定，水煮熔化去葱候干），黄丹（水飞）一两，官粉一钱（炒），无名异一钱（炒），轻粉三分。

用法：共研细末，香油调敷。

【审查意见】此方能吸收疮疡之分泌物及其毒质，黄水疮可用。

6. 黄水疮第六方

主治：小儿头上生疮流水，传染者。

组成：松香二钱，明矾二钱，东丹四钱，花椒二钱，猪网油一两。

用法：将药五味捣烂，卷在五寸真青布内，连布在火上熏出油，涂患处。

【审查意见】此方有燥湿制泌及吸收毒质之效，可备外用。

7. 黄水疮第七方

主治：小儿面部生疮，流出黄水者。

治法：用生姜、枯矾、槐树皮为末，纸卷为筒，蘸油燃火，将滴下之油收之，入轻粉少许，混和用油涂疮上。

【审查意见】燥湿消毒合剂，有吸收水分之作用，分泌物多量至黄水疮，用之必能取效。

（五）血风疮

1. 血风疮第一方

主治：腿上血风疮，满腿肿疼。

组成：水银三钱，牙硝三钱，明矾三钱，冰片一分。

用法：上将硝、矾研末，放锅内铺平，再将水银滴放末上，如天星之状。用瓷碗一个，生姜擦过，恐其裂破，将碗扣于锅上，外盐土泥封固，其碗底上，用水时滴之，文武火，煅三炷香时，待冷，翅毛扫下，如冰片。用时，以药末撒患处，量疮大小而撒之。

【审查意见】此方消肿止痛，兼能收敛，可用。

（六）麻风

1. 麻风第一方

主治：麻风脱皮，全身赤肿痒痛或失知觉。

治法：白僵蚕、白花蛇、穿山甲、蚕沙、全蝎、蝉蜕各等分，研极细末，每服四分，银花三钱，薄荷一钱，玫瑰花一钱，煎汤，兑酒送下。

【审查意见】此方搜风，活血，清热，解毒，麻风可用。

2. 擦癞三日一扫光

主治：癞症。

组成：大枫子二十七枚，家核桃四枚（打碎去皮存仁），水银二个，红矾二个。

用法：用极细磁罐，先入大枫子、核桃，共捣碎，再入水银、白矾合捣成泥，丸作大中小等三丸，用微火烤擦胸部，先搓大丸，次搓中丸，最后搓小丸。

【审查意见】此方有消肿、防腐、杀菌之效，但癞疾最为顽固，必须持续行之方可。又原件水银、红矾用量有误，于临症时，酌量定之可也。

（七）风疹

1. 风疹第一方

主治：风热结疹，搔之水出，痒不可忍者。

组成：麻黄根五两，蛇床子四两，蒺藜子四两，矾石二两，白粉二小升。

用法：上五味，捣筛可为细末，以生绢袋盛之，痒甚，即扑粉末于其处。

【审查意见】此方有温散之力，风疹可用。

2. 地肤皮草汤

主治：皮肤受风，发生疙疸。

组成：地肤子五钱，皮甘草五钱，当归三钱，蝉退钱半，生白芍三钱，荆芥三钱，老姜三片。

用法：上水煎服。

【审查意见】此方活血疏风有殊效，与原件主治病症，最为适应，可备用。

3. 风疹第三方

主治：小儿一切热毒疮疿发痒奇甚，抓破流水者。

组成：五倍子二钱半，黄柏五钱，黄连五钱，滑石五钱，煅龙骨四钱，枯白矾二钱，松香二钱，乳没钱半。

用法：上研极细末，每二三钱，香油调涂。

【审查意见】此方有清热、渗湿、收敛之效，可资备用。

4. 风疹第四方

主治：风疹、湿疹及皮肤起块，痒作难堪。

组成：地肤子五钱，蛇床子五钱，茯苓皮四钱，秦艽二钱，蒺藜二钱，茵陈二钱，泽兰二钱，荆芥二钱，防风钱半。

用法：上作煎剂，温服。

【审查意见】此方有利湿、宣散、止痒之效，皮肤湿疹可用。

5. 苦参皂角丸

主治：风疹痹痛，不可忍者。

组成：苦参一两，皂角二两。

用法：用水一升，揉皂角，滤过，取汁，石器熬成膏，和苦参末，丸梧子大。每服三十丸，食后温水服。

【审查意见】此方功能燥湿清热，再加宣散之药，如荆芥、防风、地肤子等方合主治之用。

（八）臁疮

1. 五味纸夹膏

主治：臁疮不论新旧。

治法：轻粉、乳香、松香、枯矾、黄丹各等分，共为细末，香油调，用好麻纸一张，针刺多孔，将药涂在纸上，用纸贴患处，外面再用纸包，经三日后再换，如此三日即愈。

【审查意见】此方燥湿杀菌，各种湿疹用之有效。

2. 臁疮第二方

主治：臁疮。

组成：全蝎二钱，白蜡二钱，肪油二两，炉甘石二钱。

用法：将以上药四味，共入臼内，捣如泥，取梅纸二张，涂上卷起，再用嫩槐条二枝，燃火烧叶卷，令滴汁于碗内，涂布上，贴患处。

【审查意见】通行方，可资应用。

3. 臁疮第三方

主治：臁疮。

治法：古铜钱七个，掺草干草节七个，人指甲七个，头发一撮，用麻油四两熬滚，将四味药如滚油炸过，淋之，再去渣，用黄蜡二两，亦熔化在内，摊白麻纸上，贴患处。每日换一次，将新纸贴内，旧布盖上，连换七日，即够七层，第八日并取清，再如此贴。

【审查意见】可备用。

4. 臁疮第四方

主治：臁疮日久。

治法：老鼠皮现剥，针刺七孔，趁热贴上。

【审查意见】此方有生皮之效。

5. 臁疮第五方

主治：臁疮，毒水浸淫，经久不愈。

组成：龙骨二钱，乳香二钱，密陀僧二钱，没药二钱，海螵蛸钱半，皂子五个（烧存性）。

用法：上为细末，清油和匀，用绵纸作夹膏，以针穿孔，贴患处，隔日一翻，两面贴之。

【审查意见】此方渗湿、制泌、止痛、解毒，臁疮用之是良方。

6. 臁疮第六方

主治：臁疮。

组成：人发一捻（烧灰），指甲七个，山羊油二两，黄蜡二两，官粉二厘，香油半斤。

用法：将人发烧灰，指甲在瓦上焙干，研碎。山羊油、黄蜡各入锅炼化，与官粉和匀，俟冷，然后再将香油加入，调匀，如酱糊。日涂三次，均温水洗之，以布擦干净，无油湿再抹。

【审查意见】此方治臁疮有效，若加入燥湿制泌之品，尤妙。

7. 臁疮一笑散

主治：经久不愈之臁疮。

组成：白降丹（粗渣，即未降下者）、龙骨各等分。

用法：上共为细末，混和一处，用时，先以二花甘草煎汤，温洗患部，再将药撒布上，以油纸覆之，至其用量，视疮之大小深浅而定。

【审查意见】白降丹渣滓，排毒去腐之力甚佳，配以龙骨兼有收敛之性，施治臁疮，颇为合理。其以二花、甘草温洗患部，用意亦佳。依法应用，必能奏效。但该药有刺激性，难免作痛。然就临症之经验所得，更加冰片少许，即可缓解痛感耳。

8. 疥疮神效膏

主治：臁疮。

治法：白豆腐片，以桐油炸黄，贴患处，三日见功，一周痊愈。

【审查意见】此方有防腐之效，但恐作痛。

（九）白痦

1. 白痦第一方

主治：白痦（脉细数，热久不解，舌苔薄而腻，心胸烦闷，胸腹部有水泡状之小白点）。

组成：薄荷叶八分，净蝉衣八分，牛子钱半，佩兰叶二钱，飞滑石三钱（包），鲜荷叶一钱，广郁金二钱（生打），杜藿梗二钱，猪苓一钱，佛手柑八分。

用法：水煎，空心温服，连服二剂。

【审查意见】湿热在气分致发白㾦者，可用。

（十）汗瘢

1. 汗瘢第一方

主治：汗瘢。

组成：密陀僧、海螵蛸、川椒、硫黄各等分。

用法：将以上四种药品，研成细末，搓患处三次即愈。

【审查意见】通行验方，可备试用。

（十一）小疖

1. 小疖第一方

主治：面上小疖。

组成：生半夏、生大黄、戎盐各等分。

用法：研细末，令匀，醋调，敷患处。

【审查意见】此方有消炎作用，小疖可用。

（十二）鸡眼

1. 鸡眼第一方

主治：鸡眼疮。

组成：轻粉二钱，黄丹五分，煅石膏五分。

用法：上药共研细末，用香调敷患处（先用清水洗净）。

【审查意见】强有力之腐蚀剂，鸡眼疮皮硬疼痛者可用。

（十三）瘊子

1. 瘊子第一方

主治：瘊子。

治法：莪术、川郁金各等分，共研细末，用陈醋调匀，涂瘊子上，二三次。

【审查意见】此方有腐蚀消瘀之功,可资应用。

(十四) 阴虱

1. 阴虱第一方

主治:阴囊部生八角虱。

治法:百部根四两,好酒四两,将百部根泡于酒内,隔半时许,将酒燃之,待酒热,将火吹灭,以棉花蘸酒洗之。

【审查意见】有效验方,可资应用。

2. 阴虱第二方

主治:阴虱。

治法:以少许之水银和以少许之污尘,酌用少许麻油,再用极粗之线一条,将上列水银、污尘等匀和而擦抹,使成混合物后,再擦之,使附着线上,将线系着腰间,紧接皮肤。

【审查意见】通行方,有效。

3. 阴虱第三方

主治:阴虱。

水烟袋中浓水(不拘多少),将浓水盛于碗内,以洁净棉花浸湿,于临卧时擦洗患部,神效。

【审查意见】此通行方,乡间最多用之,确有杀虫之效,但烟水有刺激性,难免发生痛感,不宜久用,恐引起局部充血,发生炎症之虞。

(十五) 阴痒

1. 阴痒第一方

主治:男子阴囊下湿痒,妇人阴部瘙痒。

组成:蛇床子二钱,枯矾二钱,花椒钱半,白布二钱,杏仁钱半。

用法:上煎汤熏洗。

【审查意见】此方有温燥止痒之效,寒湿症,可资外用。

2. 牡矾丹

主治：阴囊两旁生疮，或阴湿水出，痒甚，夜则搔之不已，后必自痛，又两腋及脚心汗湿，无可奈何者，亦宜。

组成牡蛎二两，黄丹二两，枯矾四两。

用法：上为末，于夜睡时，用手捏药于痒处擦之。

【审查意见】燥湿解毒剂，外用可吸收分泌毒液。

3. 阴痒第三方

主治：男囊湿、女阴痒。

组成：蛇床子一两五钱，地骨皮一两，花椒三钱。

用法：上水煎一小盆，乘热洗之。

【审查意见】通行方，外洗有效。

（十六）足部湿气

1. 足部湿气第一方

主治：足部湿气。

治法：陈醋一斤或二斤，将陈醋煎热（不必沸腾），浸足入内洗之，至凉为度，浸洗十次，即愈。

【审查意见】陈醋功能散瘀消肿，且有深达作用。外用于脚气肿痛，未经破溃者有效，若曾经溃烂含有分泌物者，绝非所宜，以其有刺激性能使局部炎症增进，不可不慎。

2. 足部湿气第二方

主治：足部湿气。

治法：枯矾、炉中土（煅赤红者）、陈石滑、牡蛎粉，上药各等分，共研极细末，以纱布包之，扑于患处，即妥。

【审查意见】有燥湿收敛之功，可用。

3. 足部湿气第三方

主治：足部湿气流水。

治法：陈石灰（愈陈愈佳）、黄丹、炉中土、白矾末，共研极细末，过箩撒患处。

【审查意见】燥湿制泌,外用有效。

4. 足部湿气第四方

主治:足趾湿润。

治法:滑石粉、陈仓米粉、青黛、炉赤土、龙骨(煅为粉末),各等分研极细末,撒于足趾间或袜子内数次,即愈。

【审查意见】有吸收水分之功能,可资外用。

5. 足部湿气第五方

主治:同前。

治法:白矾(飞过不加水)研极细末,以细绢箩筛过,撒于趾间,湿润处数次,即可痊愈。

【审查意见】白矾有燥湿、防腐、消毒之功,以之外用,必能收效。但每次用量须少,否则能使局部充血,恐引起炎症之虞。

七、花柳科

（一）梅毒

1. 梅毒第一方

主治：梅疮初起轻症。

组成：土茯苓五钱（忌铁），白芷一钱，皂针一钱，薏仁一钱，白藓皮七分，木瓜七分，木通七分，二花三钱，生草梢五分。

用法：水煎，空心温服。

【审查意见】梅毒初起，此方可用，惟非虚寒者所宜。

2. 暗疮特效散

主治：男女暗疮（乡下所谓大疮，说不得的疮，即梅毒），如硬性下疳及阴户上之疮等。

组成：黄柏三分，儿茶三钱，白尾三分（炒黄），蚯蚓三分（炒），官粉三分（炒黄），潮脑三分，冰片三分，麝香三分。

用法：共研末，敷在患处，干则以花椒水洗湿撒之，三日即愈，稍觉痒，勿搔，忌烟酒房事，白尾即磨房尘丝。

【审查意见】初起梅毒，此方可用。

3. 梅毒第三方

主治：治已破之花柳病，如鱼口下疳等。

组成：川甲珠二钱，滑石粉四钱，真虎骨钱半，生龙骨钱半，全蝎子三钱，大蜈蚣二条，金银花四钱，土茯苓五钱，全斑蝥三钱，红娘子五个，地骨皮三钱，孩儿茶三钱，朱血竭二钱，炉甘石二钱，真元寸五分（另研，因贵重之物，不使飞扬也，俟他药研好，再入本品）。

用法：共为细末，面糊为丸，如梧子大。饭后二时，用开水冲服，并且服后多喝开水。至其用量，成人第一次服一两，第二次服五钱，三次服三钱，皆为极量，量病情定之，小儿依其年龄而定之，但十岁以下之小儿，勿轻用本方。

效果说明：服后若牙关麻，指理稍发酸者，药力见效之证象也。

副作用：牙疼，可咬软物，全身困酸，令人难堪，过半点钟后，即消失矣。

禁忌：花柳疮未破者禁用，茶、酒、辣椒等刺激物皆属禁用。

【审查意见】强有力之消毒剂，有破坚化结之功，梅毒初起可用。

4. 梅毒第四方

主治：微毒性病症。

组成：川芎五钱，大黄五钱，甘贡二钱半，金硫黄三钱。

用法：将药四味研为细末，成人每次五分，小儿二分，一日三次，分服。

【审查意见】梅毒初期，体壮实者可用，然甘贡作散剂内服，总须审慎，恐有中毒之虞。

5. 梅毒第五方

主治：一切花柳或前或后。

组成：轻粉三钱，明雄黄一钱，上朱砂五分，桔梗五分，藁本一钱，广皮二钱，川牛膝一钱（微炒），桂枝尖一钱，冰糖三钱，槐籽三钱。

用法：前药共为细末，蜜丸，只做六丸，分三次服之。但服药后，口中务须令衔柳枝，否则与牙不利。

效果说明：服药后，大便下恶物，下后，病即减轻，一星期即能痊愈。

【审查意见】梅毒初起，体强者可用，轻粉作内服，与各药相比例，用量嫌重，宜减去三分之一方妥。

6. 梅毒第六方

主治：微毒瘤疾，经年不愈。

组成：轻粉一钱，竹茹一钱，牵牛子二钱，梅肉一个。

用法：上四味为末糊丸，茶末为衣。分作三服，日一服，白汤饮下。尽一剂后，服备急丸五分，秽物当下，凡施剂未必尽剂，可随病人强弱量之。

【审查意见】攻破峻剂，体病兼实者用之有效。

7. 梅毒第七方

主治：花柳病已破，尤以第一期及第二期特效。

组成：三仙丹三分（如无以红升代之），大蜈蚣三条，全蝎子七个，斑蝥三个，红娘三个，虎骨二钱，龙骨四钱，滑石四钱，儿茶三钱，麝香三分，琥珀三分，二花三钱，赤苓五钱。

用法：最重者，全身有破处（第二期）第一次服全量之半，隔一天一服，二次服其余的一半，次类推。服后须多喝白水，不敢吃硬物，若见牙疼，更须忌之，不然恐牙落也。

服后再取用解毒方即二花二两，滑石五钱，条芩三钱，甘草三钱煎服。

【审查意见】消毒峻剂，体壮实者可用。

8. 驱梅丹

主治：梅毒下疳，鱼口，便毒及一切阴疽已破或未破者。

组成：水银一两，火硝一两半，雄黄一两二钱，明矾一两二钱。

用法：上药各研极细末，混合一处，拌匀，再用铁锅一支,将药倾入,上用平口宫碗盖足(先用生姜片擦碗内外,则不炸裂)。碗口以麻纸撚扎紧,盐泥封口,碗底亦用泥涂,俟阴干后,用炭三斤,炉内周围砌紧,勿令火出,如碗上有裂,以盐泥补之。升三炷香为度,冷定,启开,将药刮下,研细,瓷瓶收贮用。未破者,以冷水和药,调涂患部。已破者,将药撒布,无须用水。至其用量,成人每次一分至三分,小儿每次三厘至一分。

【审查意见】此方系《疡医大全》三仙丹,另加雄黄一味,施治初期梅毒,有消炎、退肿、拔毒之力,药症对勘,当能有效。如兼全身症候,则宜另设法,不可专恃外治耳。

9. 梅毒第九方

主治:杨梅症。

组成:软石膏一钱,官粉一钱,轻粉一钱,梅片三分。

用法:共为细末,香油调涂患处。

【审查意见】此方有消毒破结之效,梅疮初期硬结可用。

10. 三奇汤

主治:杨梅下疳便毒。

组成:金银花二钱,赤茯苓一钱,穿山甲一钱(蛤粉炒),甘草节一钱,白僵蚕一钱五分(炒),连翘一钱五分,当归一钱五分,白蒺藜(去刺)二钱,蜈蚣一条(去头尾),皂角刺一钱,大黄四钱。

用法:水、酒各半煎服。

【审查意见】消毒,破结,导滞合剂,梅疮初期硬结,内服有效。

11. 梅毒第十一方

主治:便毒硬结。

组成:归尾二钱,熟军一钱,红花钱半,赤芍钱半,贝母三钱,粉草一钱,僵蚕一钱,土茯苓二钱。

用法：作煎剂，食前服之。

【审查意见】此方活血，去瘀，泻毒，有效。

12. 梅毒第十二方

主治：杨梅症。

组成：白矾七钱，火硝五钱，水银三钱。

用法：共为细末，用铁锅盛之，上用瓷碗盖之，盐泥封固，木炭火昇一炷香之时即成，用碗上之细面，每服一钱，用红枣去核，将药面装在枣内，连枣服之，开水下。

【审查意见】三仙丹原方，内服药力极峻，最宜慎重。

13. 十味谈斋汤

主治：微疮结毒。

组成：乌贼骨二钱半，抚川芎一钱，天花粉三钱半，防风钱八分，银花三钱半，白芷一钱，京川贝钱二分，制半夏一钱三分，天南星钱八分，当归钱八分，每剂加土茯苓一两或生广黄三钱五分，身疼，加络石藤、怀牛膝各二钱，南星、半夏次用姜制，各药均宜洗切，贝母去心，贼骨捣碎。

用法：混合作汤剂，上疮宜临睡服，下疳剂便毒，宜早晨服。

【审查意见】此叶天士种福堂方，可资应用。

14. 梅毒第十四方

主治：微毒性之骨节及关节疼痛，并一切陈痼之疮毒。

组成：水银二钱，矾石四钱，芒硝四钱，石盐一钱，明雄三钱，滑石五钱。

用法：先将矾石、芒硝、明雄、滑石共研细末，再入石盐、水银，再研调匀，以不见星为度，纳瓦盆中，以瓷碗覆之，以泥纸固封周围，置火上，烧至半日许，取其附着于碗之霜，以枣肉调匀为丸，如绿豆大，每次五六分，一日三次分服。

【审查意见】梅毒内服汞剂，虽有功效，但用量用法，须慎重耳。

15. 梅毒第十五方

主治：梅毒性腰痛。

组成：当归三钱，白芍三钱，甘草一钱，牛膝二钱，双钩藤三钱，薏仁二钱，木通二钱，白藓皮二钱，土茯苓三钱。

用法：水煎，早晚空心服。

【审查意见】此方有活血、破瘀、驱梅之效，可备用。

16. 梅毒第十六方

主治：杨梅疮，内服清毒药，根脚不红或溃或未溃者。

组成：铜绿五钱，胆矾五钱，轻粉一两，石膏（煅）一两。

用法：共为极细末，以磁罐收贮。湿疮者，干掺；干疮者，以公猪胆汁调点。

【审查意见】此方外用，可使症状减轻。

17. 珠黄化毒散

主治：大人杨梅疮。

组成：西黄二分，上濂珠四分，西血珀四分，甘中黄一钱，银花一钱五分，灯心灰四厘，雄黄一分。

用法：共为细末，每服四五厘。胎毒，赤游丹、绿豆汤送下；梅毒，土茯苓汤送下。

【审查意见】此方凉血解毒，相伍为用，对于梅毒、赤游风等，当能有效，但在梅毒，更须兼用外治之法，方为稳妥。

（二）淋病

1. 淋病第一方

主治：砂淋、石淋。

治法：浮石一钱，阿胶一钱，木通五钱，甘草五钱，海金沙一钱，车前子一钱布包，水煎服。

【审查意见】砂、石淋可资应用。

2. 淋病第二方

主治：血淋。

治法：浮小麦加童便，炒研细末，以砂糖调服五钱。

【审查意见】此方治轻度之尿道炎尚可，血淋恐难胜任。

3. 淋病第三方

主治：血淋。

治法：芦荟三钱，山栀二钱，红花一钱，郁李仁二钱，当归三钱，酒军二钱半，龙胆草三钱，玄参二钱，丹皮二钱，水煎服。

【审查意见】宜加入利尿剂。

4. 淋病第四方

主治：各种淋症。

组成：鸡子清一个，大黄三钱，白胡椒七个。火淋，用黄酒引；风淋，用防风引；花柳淋，用谷老引或用椿树子为引；肾亏之淋病，用枣树根去外皮为引。

用法：用草纸包，慢火煨焦，去壳，每服三钱，照上述各引，分别煎汤，送服。

【审查意见】实证可用，虚人忌服。

5. 淋病第五方

主治：白浊赤浊。

治法：韭菜二两，龙骨三厘五，桑螵蛸三厘五，童便为引，煎汤。俟成，入童便微煎，韭菜切碎，频频服之，至愈为止，日三服，服汤后，如能将韭菜等渣啖食，愈好。

【审查意见】虚寒证可用。

6. 淋病第六方

主治：白浊。

治法：冬瓜子为末，空心服，米饮下五钱。

【审查意见】有清热利尿之力，但太缓，初患者无效，日久慢性者可用。

7. 地肤子汤

主治：白浊。

治法：地肤子五钱，草梢一两，生地三钱，泽泻二钱，车前三钱（布包），全蝎五分，赤茯苓三钱，海金沙二钱，汉防己三钱，瞿麦三钱，通草钱半，炒栀子二钱，灯心、竹叶各一撮，煎服。

【审查意见】治白浊有效，可用。全蝎去之为宜。

8. 淋病第八方

主治：慢性淋症，白浊，白淫。

组成：鸡内金五钱，毕澄茄钱半，为末，作散剂，每服一钱，早晚各一次，白水下。

【审查意见】慢性淋症，为最缠绵难治之病，此方以汤寒症为相宜。

八、眼科

（一）眼赤痛

1. 没药散

主治：眼痛极，先白珠红，后生云翳。

组成：没药三钱，血竭三钱，大黄三钱，石决明三钱，朴硝二钱。

用法：上药共为细末，分四次服完，清茶送下。

【审查意见】此方功能清热，活血，通大便，减少眼珠之血压，惟宜煎汤温服为妥，作散剂服药，量太多，必妨胃也。

2. 眼赤痛第二方

主治：小儿眼目赤痛，耳流脓水，鼻干不通，口舌生赤白等疮，一切火炎之病。

组成：大黄，朱砂，甘草。大黄、甘草均宜生用。

用法：将前三味药各捣细末，用箩滤细面，合一处，和匀，各等分，量加白糖水和服，如小儿不能服药汤者，可照岁数所定用量加蜜为丸食之，一岁以内，每服五分，一岁以上，五岁以下，每服一钱，五岁以上，十岁以下，每服一钱五分。

【审查意见】实热证可用。

3. 眼赤痛第三方

主治：目肿异常痛疼及赤烂眼。

组成：防风、花椒（去子）、苍术、槐花子、铜青，以上各用五钱。

用法：将药共为细末，用开水将药末在盅内泡少许，俟冷洗之。

【审查意见】有热者不宜。又铜者有腐蚀性，原件用量嫌重，宜酌减半，否则反能使眼睑炎症增加，疼痛剧烈不可不慎。

4. 眼赤痛第四方

主治：两目红肿，两珠夜痛，心烦口渴，气郁不宣。

治法：夏枯草二钱，醋炒香附二钱，炙甘草四钱，炒山栀五分，加清茶叶一钱，煎汤，临卧服。

【审查意见】此方有清热舒郁之效，普通热性眼疾患，兼气滞者，可用。但山栀用量嫌轻，宜加至一钱至钱半。原件云治目珠夜痛，恐不确。

5. 三矾水（有硼酸狭俄宁皓矾水之功用）

主治：眼睑麦粒肿（天行疫眼，眼丹及偷针），急性结膜炎（口渴引饮之眼内红肿）等症。

组成：铜绿三分，胆矾三分，白矾三分，黄连一钱，川椒一钱，乌梅一钱，红花八分，薄荷叶一钱，生姜二分。风胜者，加荆芥、防风；热胜者，加川军；红肿疼痛甚者，加归尾、草节；寒湿者，加茴香、苍术，去黄连。

用法：上为水剂，即将九味浸沸水中，俟浸透，以手拧汁，用新白布隔滤，热胜者露一宿，寒胜者，乘温，用消毒棉花，频频揭洗患处，外用掩洗局部。

【审查意见】此方有破瘀、清热、消毒之效，然富有刺激性，频频掩洗，似属不宜。

6. 眼赤痛第六方

主治：肝经蕴热，目赤肿疼，视物不明，迎风流泪。

治法：草决明、干菊花、蝉蜕、谷精草、甘草各等分，外加清茶三钱，取前药三钱共和一处，水煎，半服半洗。

【审查意见】此方以原件主治病消息之，少清凉之品，如生地、银花、胆草、黄连等皆可酌量加入,作煎剂内服,功效较佳。

7. 眼赤痛第七方

主治:眼目赤肿、疼痛、灼热、羞明。

组成:生芒硝一两(皮包),好龙井茶叶三钱。

用法:上二味以水一碗煎之,临卧时以棉花(脱脂者佳)蘸洗之。

【审查意见】此方有泻热明目之功,以之外用洗眼,有减轻充血,消退炎症之效,实热证可用。但煎时,须注意火候,以三五沸即妥,否则煎时过久,反使有效成分消失矣。又:煎好后,更须澄清,以重纱布滤过用之方妥。

8. 眼赤痛第八方

主治:眼目破烂,畏日羞明,多多泪,全眼发赤。

组成:龙脑钱半,黄连五钱,朱砂二钱,硼砂三钱,炉甘石一两。

用法:各研究极细末,瓷瓶收贮,每用少许,井华水调如糊,临卧点两眼角。

【审查意见】此方有清凉消炎之功,用以点眼,能使局部充血逐渐轻减,热性目赤等症,用之有效。但须注意者,于研药作散剂时,须反复研磨,务求细腻,方堪应用。否则,反能使局部增加刺激,促进炎症。

9. 梅片洗目散

主治:眼暴红肿疼痛,日久生云翳,头晕头疼,发冷发热,饮食不进,口苦无味。

组成:梅片、川黄连、白菊花、铜青、炉甘石、枯飞矾、灯心,以上各五分。

10. 加减四物汤

主治:同前。

组成：当归二钱，川芎钱半，赤芍二钱，生地二钱，菊花二钱，枳壳二钱，香附三钱，柴胡五钱，酒军三钱，荆芥钱半，防风钱半，酒芩钱半，栀子钱半，连翘二钱，黄连一钱，粉草一钱，元参三钱，薄荷一钱，车前子三钱。

用法：清茶引，食后服。

【审查意见】以上二则，皆系通行方。第一则用川连外洗，初起不宜。第二则内有热者，荆、防须忌用。是在临症时详细诊察，酌量增减耳。

11. 菊花上清汤

主治：风火眼疼。

组成：菊花三钱，石决明四钱（煨），木贼草三钱，金银花二钱，生甘草五分，如大便秘加大黄四钱，芒硝三钱（另包）。

用法：煎汤，空心服。

【审查意见】有清热散风之效，可用。

12. 眼赤痛第十二方

主治：风火眼痛。

组成：归尾一钱，黄连一钱，明矾一钱，铜绿二分，皮硝二分。

【审查意见】原件无用法，兹就药剂之配伍功用补充之：以上各药用布包泡汤或煎汤，临卧时，洗眼，洗后，再用清水洗之。又该方系活血、清热、消炎之剂，火眼痛洗用有效，兼风者，非此方所能治。

13. 退红散

主治：眼边红烂，遇有火发痛。

组成：铜青、杭粉、飞矾、松香、生绿豆面，以上各三钱。

用法：共研细末，每晚间，调香油擦眼边。

【审查意见】此方虽有效，但恐作痛，以其所伍各药，皆含有刺激性，而铜青尤烈。且少清凉之品，如冰片、黄连等均可酌量加入较妥。

14. 眼赤痛第十四方

主治：眼红疼痛，羞明怕光，迎风流泪，两眼角又多眼眵者。

组成：皮硝一两，川连一钱，杭白菊三钱，白矾钱半，食盐钱半。

用法：白水煎，去渣，用新棉花浸药水，时时洗眼。

【审查意见】此通行洗眼单方，有清目泻热之效，热证可用。

（二）眼翳

1. 上泉液

主治：眼皮赤烂，眼角红肿，多泪，羞明，生有云翳、瘀肉等症。

组成：砂仁一钱，白矾一钱，川椒一钱，青盐一钱，胆矾一钱，杏仁七个（去皮尖），蝉退一钱，乌梅三钱，古铜钱一个，新大针三个，雄鸡胆三个。

用法：上药除古铜钱，新大针、鸡胆等三味外，其余八味共为末，再用磁罐一个，盛水一碗，将药末、钱针、鸡胆等共入罐内，放阴处、潮湿处，用纸密盖之，六七日后，其针自化，取汁少许，洗之。

【审查意见】此方有腐蚀性，对于目生瘀肉、云翳等尚可暂时用之。

2. 眼翳第二方

主治：眼中生翳，不论新久。

治法：威灵仙二钱，研成细末，用纱布二层裹之，作卷。翳在左，塞右鼻孔；翳在右，塞左鼻孔；如两目皆有翳，可左右更替塞之。

【审查意见】此治眼翳单方，效否尚待试用。

3. 眼翳第三方

主治：一切目疾，凡目赤，胬肉，翳障及烂弦风眼等症。

组成：川椒二钱，杏仁（去皮尖）二钱，乌梅一钱，砂仁一钱，胆矾三钱，食盐一钱，古铜钱一枚，小针三支。

用法：加水，春秋用温水，冬用滚水，夏用凉水，将上药除古钱、小针外，各研粗末，纱布包好，入磁罐内，用水泡药。将罐口封固，浸一月，去渣，取水备用。每日将水洗眼一二遍。

【审查意见】此方洗眼，难免刺激作用。结膜炎不可施用，翳障、胬肉尚可取用。

（三）眼昏

1. 羊肝丸

主治：头目昏暗羞明。

治法：黄连末一两，羊肝一具去膜擂烂，和丸梧子大，食后温浆水吞十四丸。

【审查意见】此眼科通行方，有泻热、补肝、明目之效，夜盲症可资应用。

2. 眼昏第二方

主治：思虑伤肝，气逆损阴，面青不择，烦热胁痛，目昏头眩，恐瞿耳鸣，甚则转筋，筋节痿躄等症。

组成：当归二钱，炙甘草一钱，白芍三钱，潞参三钱，女贞子三钱，秦艽一钱，橘络二钱，净枣仁钱半，柴胡二钱（鳖血拌），远志三钱（盐水炒），砂仁捣生地三钱，大枣三枚，鲜桑枝二两。

用法：煎汤（用文武火），早晚空心服。

【审查意见】通行方，有补气、和血、舒郁、解热之效，虚热，气滞，目昏，胁痛等症用之有效。

九、口齿科

(一) 口腔病

1. 口疮

(1) 口疮第一方

主治：白口疮。

组成：五倍子一钱（炒焦），青黛三钱。

用法：上药共为末，先用米泔水漱口，然后将药末敷患处。

【审查意见】此方古方，清热收敛有效。

(2) 口疮第二方

主治：红口疮。

组成：黄柏、青黛，以上各等分。

用法：上药共为细末，先以米泔水漱口，然后将药末敷患处。

【审查意见】此亦古方，功能退热消肿，可备用。又米泔漱口，不若以连翘、银花、甘草等煎汤，含漱为佳也。

(3) 参黄散

主治：口疮（因湿热发生）。

治法：人参、黄柏各等分，研细末，作散剂，撒布患处。

【审查意见】此方有清热生肌之效，如加入冰片、硼砂则效更捷。

(4) 口疮第四方

主治：口疮疼痛异常。

组成：五倍子一两，滑石五钱（飞），黄柏五钱（蜜炒)。

用法：上药共为细末，每次五分，不时涂擦患处。

【审查意见】轻度之口疮可用。

(5) 口疮第五方

主治：口舌生疮。

治法：青黛（淘净）五钱，硼砂五分，冰片少许，西瓜霜一钱，柿霜三钱，研细末，每用三分，撒疮上。

【审查意见】此系清凉剂，有消炎之功，口疮可用。

(6) 口疮第六方

主治：小儿口疮。

治法：石膏、火硝各等分，共为细末，用水调敷小儿手心，二三次即愈。

【审查意见】此方药品寒凉，施治口疮，撒布或洗涤，自不无相当功效，乃竟敷于手心，且云家传秘方，究竟功效如何，尚难确证，如果确能生效，此方亦云奇矣。

(7) 口疮第七方

主治：口疮。

治法：黄连一两，朴硝七钱，白矾七钱，薄荷叶一两，共为细末，腊月将末入黄牛胆内，风前挂两月，取下，临用时，再研敷之。去其热涎即愈。

【审查意见】此方清热消肿可用。

2. 流涎症

(1) 流涎症第一方

主治：脾冷流涎症。

组成：肉豆蔻一两，法半夏一两，白术一两，丁香五钱，鸡内金五分炒，干姜五钱，砂仁五钱，潞参三钱。

用法：研细，枣肉为丸，如桐子大，空心温水下二钱。

【审查意见】辛香化浊，温燥健胃，寒证兼湿者可用。

（二）齿病

1. 齿痛

（1）齿痛第一方

主治：各种齿痛。

组成：川椒五钱，白矾一两，硼砂五钱。

用法：水煎一大碗，频频含漱，不可咽下。

【审查意见】此方辛涩，有消肿收敛之功，可用。然煎时，白矾、硼砂须布包，煎好后，澄清滤过，适寒温，方可用。

（2）齿痛第二方

主治：牙痛。

组成：北细辛、草乌、荜茇、香白芷、高良姜各等分。

用法：上五味共为细末，再加薄荷冰少许，用消毒牙刷蘸此药，擦于患处，一日三四次，但再擦时，以水漱去，极效。

【审查意见】此方宜煎汤含漱，有麻烈性，可以暂时止痛。但不能除根，研末擦之不宜。

（3）齿痛第三方

主治：牙痛。

治法：轻粉三钱，大蒜三钱，共捣如泥，将药敷手寸脉上（按：左牙疼，敷左手，右牙疼，敷右手上，左右全疼者，皆敷）。

【审查意见】此方有吊炎功用，治牙痛轻症有效。

（4）齿痛第四方

主治：风火牙痛。

治法：元参八钱，生地八钱，麦冬八钱，荆芥一钱，薄荷二钱，防风钱半，细辛五分，柴胡一钱，煎服。

【审查意见】此方解表消热，辛麻止痛，可用。再加入生草、桔梗、银花、丹皮等各钱半，功效较佳。

（5）石膏细辛散

主治：风火牙痛。

治法：生石膏三钱，细辛七分，煎汤漱口，五六次。

【审查意见】此方有泻热、散风、止痛之效，以之外用漱口，可使局部疼痛暂时停止，若照原方改作煎剂内服，应用于胃火牙痛，功效颇确。

（6）齿痛第六方

主治：牙龈肿痛。

组成：山豆根一钱（研末），鲜生地二钱，冰片三分（研末）。

用法：上药共捣如泥，作小饼，贴患处，一夜即愈。

（7）齿痛第七方

组成：鲜生地二钱，细辛五分（研末）。

用法：上二味共捣如泥，细绢包好，令患处咬住，使药汁得满向肿痛处即妥。

【审查意见】以上二方，皆以清凉消肿为生，而后者尤藉细辛之麻烈性可使局部神经麻痹，以达止痛之目的，牙龈肿痛，皆可选用。

2. 蛀齿

（1）蛀齿第一方

主治：虫蚀牙痛。

组成：五灵脂三钱，白薇三钱，细辛五分，骨碎补五分。

用法：上药共为细末，先用滚水含漱，然后用前药末五分，滚水调加稀糊，含漱半日，至气急吐出，如是三次。

【审查意见】虫蚀牙疼，不肿胀发热者可用，骨碎补可去，又滚水绝不适合漱口之用，不若以温水为宜。

(2) 蛀齿第二方

主治：蛀蚀齿痛。

组成：蟾酥七分，雄黄三分，硼砂三分，甘草一分。

用法：研细末，以飞罗面和丸，如菜籽大，丝绵包裹，先用盐醋水漱口，再将药塞牙间疼痛处。

【审查意见】杀虫剂，外用有效。

(3) 蛀齿第三方

主治：一切风火虫蚀牙痛。

组成：蟾酥五分，冰片三分，麝香六分。

用法：先将蟾酥为极细末，冰、麝同研细末，火酒为丸，如黍米大，每服一丸，塞牙缝内疼处，口津外吐不可咽下。

【审查意见】此方有杀虫、止痛、清凉之效，热性之虫蚀牙痛可用。

3. 齿衄

(1) 齿衄第一方

主治：牙龈出血，渐至崩落口臭者。

治法：大黄泔浸极软一片，鲜生地一片，贴患处，一日夜愈，忌说话恐引风。

【审查意见】此方泻热凉血，用之有效。但所贴之药片，须频换新鲜者为妥。

(2) 齿衄第二方

主治：牙间出血。

组成：鲜生地三钱，丹皮二钱，当归一钱，地榆钱半，仙茅根二钱。

用法：上药水三盅，煎一盅，温服。

【审查意见】此方清热凉血，可用。

(3) 齿衄第三方

主治:同前。

组成:棕炭一钱,生石膏三钱,生地黄二钱,粉丹皮钱半。

用法:上药以水三盅,煎取一盅,去渣温服。

【审查意见】此方有凉血止血兼泻胃火之功,属于热性之齿间出血者,用之有效。

十、耳鼻咽喉科

（一）耳病

1. 耳烂

（1）吹耳神效散

主治：耳内湿烂，流脓汁者。

组成：梅片二分，炉甘石一钱（煨），枯矾三分，龙骨一钱（煨），海螵蛸一钱，橘皮炭三钱，赤石脂一钱，儿茶三分，蚕茧壳二枚，煅石首鱼脑骨二枚（研细）。

用法：上药为细末，加胭脂边二钱，用纸包固，以水浸湿，用火煨炭存性，和匀，再研作散剂，吹入耳内烂处。

【审查意见】此方有清热燥湿之功，能减轻热毒，吸收分泌物，耳内湿烂者，吹用有效。

2. 耳肿

（1）耳肿第一方

主治：挖耳致伤肿痛者。

治法：鱼胆一个，红花一钱，元参二钱，生地二钱，蒸出浓汁，滴入耳内。

【审查意见】有清热消肿之效。

（2）耳肿第二方

主治：耳内闷肿，流出黑色臭脓者。

组成：黄连（蜜炙数次）、儿茶各二钱，轻粉三分，冰片三分，麝香三厘，红花五分，皂刺五分。

用法：共研极细末，香油调匀，每用少许，涂患处。

（3）耳肿第三方

主治：同前。

组成：枯矾二钱，麝香二厘。

用法：共研极细末，混合令匀，以消毒纱布包之，纳耳中。

【审查意见】以上二方，皆为耳疖之外用剂，第一方清热、消毒、破结，于耳疖初起肿痛时，用之有效。第二方有燥湿、制泌、吸收毒汁之力，于耳疖流脓期用之为宜。

3. 聤耳

（1）聤耳第一方

主治：聤耳流脓者。

组成：金头蜈蚣一条（置瓦上焙存性，研末），冰片一钱（研末）。

用法：上二味混合令匀，更研极细，每用少许，吹入耳中即妥。

【审查意见】吸收毒汁，制止分泌，兼能止病清热，可用。

4. 耳聋

（1）耳聋第一方

主治：病后耳聋。

组成：南红枣半斤（去核），桂圆四两。

用法：作丸剂，如大豆大，每日开水送服三丸。

【审查意见】补益剂，有安神益气，滋润肠胃之效，病后用之，有益无损。

（2）耳聋第二方

主治：肾亏兼怒气伤肝，致使耳中嘈杂，如蚁斗者。

组成：柴胡三钱，栀子二钱，桔梗一钱，芥子二钱，熟地三钱，杭白芍三钱，茱萸肉二钱，寸冬五钱。

用法：煎汤，临卧服。

【审查意见】此方清热、宣郁、补肾、平肝，堪资选用。

（3）耳聋第三方

主治病症：耳聋、聤耳作痛者。

组成：薄荷叶二钱，苦丁香一钱，菊叶一钱，夏枯草钱半，蔓荆钱半，山栀二钱，羚羊角五分，丹皮一钱，甘草三分。

用法：水煎服。

【审查意见】此方功能清热凉血，消肿止痛，热性耳聋可用，更须外用消炎通窍之剂，功效较捷。

（4）聤耳一枝葱

主治：耳聋。

组成：狗耳根骨一副（阴阳瓦焙，研），当门子二分。

用法：共研细末，每用一分须装入葱管尖内，于有药之端，用丝绵裹好，插入耳中，但鼻中闻见葱味，其耳即聪。

【审查意见】此系诱导疗法，藉辛烈香窍之透达作用，由鼻腔可间达欧氏管而疏通传音径路，轻度之器质性难听，用之确效。

（二）鼻病

1. 衄血

（1）衄血第一方

主治：鼻血直流不止。

组成：茅花一两，山栀子钱半（炒）。

用法：煎茅花为汤剂，山栀研细末，另包。先将山栀末吹入鼻中，后即服下茅花汤，一次即愈。

【审查意见】鼻血用之有效。

（2）衄血第二方

主治：血不止。

组成：羚羊角三钱，银柴胡二钱，川黄连一钱，元参二钱，生石膏二钱，川芎二钱，当归三钱，贡白芍二钱，生地钱半，黑栀钱半，炒蒲黄钱半，地骨皮钱半，炙草一钱，黑地榆钱半，白茅根二两。

用法：以上水三茶盅，先煎白茅根，煎至二茶盅，去渣，入前药，再添水一茶盅，煎至一盅，温服，一剂血止，二剂不再发。

【审查意见】泄热剂，热证脉洪大有力者，用之有效。

（三）咽喉病

1. 咽喉肿痛

（1）咽喉肿痛第一方

主治：喉咙肿胀（无论其原因为何）声音嘶哑以及喉中不快等症。

组成：僵蚕二钱，蝉退钱半，桔梗二钱，牛子钱半，陈皮钱半，二花三钱，生军二钱，黄连一钱，甘草钱半，黄芩钱半，知母二钱，浙贝三钱，元参三钱，连翘钱半，花粉二钱，元明粉二钱为引。

用法：用新汲凉水二碗，煎至一碗，入元明粉滚之。二三沸后，去渣候温。徐徐服之，不服二渣，隔一二时后，再用一服，照前减服。如肿退，则不用元明粉，如肿甚，有妨饮食，牙关紧急者，先以该汤漱口，自开。饭后或空心服。

【审查意见】体质壮实高热便秘而兼咽喉肿胀者，此方可用，此外均须斟酌。

（2）咽喉肿痛第二方

主治：喉肿，痰涎壅塞。

组成：巴霜、皂角末、冰片四许。用法：上药共研极细末，以火纸卷熏，痰下消肿，便下黑粪，立能救治。

【审查意见】痰涎壅塞者可用。如有其他兼症，须随症施治。

十、耳鼻咽喉科

(3) 咽喉肿痛第三方

主治：咽喉肿胀，浆水不入。

治法：生鸡子三个，打破去壳，置碗内，加皂角末五分，饮服。

附记：肿消毒下后，再用犀角地黄汤，可用收功，或以竹针刺鼻孔内流黑血亦效。

【审查意见】实热证可用。

(4) 蛤蟆拔毒膏

主治：喉内生毒，堵塞项肿。

组成：蛤蟆一个，白矾三钱，蒲公英一个。

用法：将药同蛤蟆捣烂敷患处，干则再敷。

【审查意见】此方可以消肿，咽喉肿痛者可用。

(5) 咽喉肿痛第五方

主治：喉内肿痛发热恶寒。

组成：枯白矾三钱，葛根三钱，羚羊角三钱，杏仁三钱，审贝母三钱，薄荷二钱，竹叶三钱。

用法：用急流水二茶碗，煎至一茶碗，食后热服，服此药后，忌食荤辛、饮酒。

【审查意见】风热喉痛，此方可用。

(6) 罗浮仙草霜

主治：头目眩晕，胸膈紧塞，以息短促，蓦然咽喉肿痛，手足厥冷，气闭不通，痰毒壅盛。

组成：仙草霜一两，本牛黄一钱，露蜂房五钱（黄色者好，焙干存性），大梅片二钱，硼砂二钱，熊胆二钱，青黛二钱。

用法：在旧历五月五日五时，将上药配合，共研细末，吹入喉内，如气闭不通，痰毒壅盛之时，可将此药少许，吹入口内，即能开关。

【审查意见】此方清热解毒,杀菌,白喉有效。又仙草霜,疑是百草霜,未审确否。

(7) 咽喉肿痛第七方

主治:喉痛、口疮、舌肿、牙宣。

组成:苏薄荷一两,柿霜一两,玄明粉八钱,冰片钱半,青黛五钱,朱砂五钱,明雄黄五钱。

用法:研极细末,贮瓶内,用时吹入患处,用量视病之轻重,随时斟酌。

【审查意见】此方清热杀菌,可用。

(8) 清热化毒汤

主治:咽喉肿痛。

组成:青连翘三钱,鲜蔬荷叶一钱,杭白菊花三钱,芥穗钱半,竹叶钱半,山豆根二钱,山栀皮钱半,朱砂二钱,甘草一钱。

用法:水煎顿服。

【审查意见】此方有消炎止痛之效,可备用。惟芥穗辛温轻扬发散,能刺激局部腺体,使之扩张,似与本症有碍,以去之为宜。

(9) 咽喉肿痛第九方

主治:病症咽喉肿痛。

组成:自地一两,元参一两,白芥子四钱,五味子四钱,油桂二钱。

用法:水煎,温服。

【审查意见】确诊其为寒证时,方可应用,如系热证,则不相宜。

(10) 咽喉肿痛第十方

主治:咽喉痛,初起者。

治法:榆皮面用醋调起(但不可过硬,亦可不过软)涂患处，干则用醋湿之，不沾则弃去另涂，数次则愈。

【审查意见】此民间最普用之疗法也，有拔火毒之效，可用。又宜敷于咽喉疼痛之外部为妥。

(11) 咽喉肿痛第十一方

主治：治喉咙诸病（喉部发白、发青）。

组成：大生地一两，麦冬六钱，丹皮四钱，元参八钱，生甘草二钱，川贝母四钱，白芍四钱，薄荷二钱半（小儿减半），火盛甚，加连翘，去白芍，燥甚，加天冬、茯苓。

用法：水煎服。

(12) 咽喉肿痛第十二方

主治：同前。

组成：凤凰衣（即鸡孵卵之血衣），牛黄，冰片。

用法：共为细末，用竹筒吹之。

【审查意见】前方系养阴清肺汤，适应于白喉末期，阴虚火旺，口干舌燥，脉搏细数之症（已采入中国急传染病学上卷白喉门）。后方系古方，外用有效。

(13) 咽喉肿痛第十三方

主治：喉肿作痛。

组成：人指甲（瓦上黑黄）、硼砂、茜草各等分。

用法：将药共研细末，每用少许，药鼓吹入喉内。

【审查意见】有清热、化坚、消毒、防腐之效。

(14) 翘胡汤

主治：小儿喉痛。

组成：连翘四分（研），柴胡四分，地骨皮四分，龙胆草四分，钩藤四分，黄连四分，黑栀仁四分，酒黄芩四分，麦冬四分，木通四分，赤茯苓四分，车前子四分，枳壳四分，甘草二分，薄荷二分，滑石八分，灯心一撮，竹叶三片。

用法：水煎作汤，温服。

【审查意见】此方有清热、消肿、利咽之效，可备用。

(15) 咽喉肿痛第十五方

主治：小儿蕴积热毒，唇口肿破，生疮，牙根出血，口臭，颊赤，咽干，烦躁或痘疹余毒未解或头目身体多生疮疖。

组成：犀角、桔梗（去芦）、生地黄（酒洗）、赤茯苓（去皮）、大力子各五钱（微炒），朴硝、连翘、玄参、粉草各六分，青黛二钱（研极细），有惊者，用朱砂为衣。

用法：上为末，炼蜜为丸，如龙眼大。每服一丸，薄荷汤送下。

【审查意见】泄热峻剂，实证可用。

(16) 大连翘饮

主治：小儿伤寒感冒，化热，发热，痰壅，风热，丹毒，肿痛，颈项有核，腮赤痈疖，眼目赤肿，口舌生疮，咽喉作痛，小便淋沥，胎毒，痘疹余毒，一切热毒等症。

组成：连翘、瞿麦、滑石、车前子（布包）、栀子、牛蒡子、赤芍、木通、当归、防风各四分，柴胡、黄芩、荆芥各一钱二分，蝉蜕五分，甘草一钱六分；风痰热变蒸，加麦门冬，实热丹毒加大黄，胎毒痘疹余毒加薄荷叶，痈疖热毒加大黄、芒硝。

用法：上药㕮，加竹叶十片，灯心十茎，水煎，不拘时，温服。

【审查意见】此方风热证可用。

(17) 咽喉肿痛第十七方

主治：喉舌生疮。

组成：鲜蒲公英五钱，胡黄连三钱，鲜生地五钱，鲜梨汁。

用法：上药共捣如泥，涂项部即腮部即妥。

【审查意见】有凉血消炎之功，可资外用。

(18) 咽喉肿痛第十八方

主治：喉疼甚者。

组成：猪胆汁一具（露七宿），大黄五钱（研细末）。

用法：上二味调和令匀，敷项部即愈。

【审查意见】此方功专消炎，可用。

十一、急救篇

（一）创伤

1. 创伤第一方

主治：各种外伤、流血不止者。

组成：白及一两，广郁金五钱，煅龙骨一两，炒乳香五钱，炒没药五钱。

用法：研细末，将药撒布患部，外覆麻纸裹之。

【审查意见】此方功能止血，止痛可用。

2. 止痛生肌散

主治：跌、坠、磕、撞、皮肉破者。

组成：乳香二钱，没药二钱，龙骨二钱，血竭二钱，白芷一钱五分，飞过黄丹五钱，熟石膏一两。

用法：以上共为细末，令匀，作散剂，用时掺于患处。

【审查意见】此方生肌定痛有效，外伤可用。

3. 如圣金刀散

主治：跌打损伤或金刀伤出血不止。

组成：松香七两，生白矾一两五钱，枯白矾一两五钱。

用法：共研极细末，收贮玻璃瓶，将患处用酒精或花椒水洗净后，撒布之，再用干净布片，掩覆固定。

【审查意见】此《医宗金鉴》原方，止血有效。

4. 止血散

主治：跌打损伤出血者。

组成：当归一两，南星一两，白芷四钱，防风一两，红花六两。

用法：将药品共研细末，敷患处。

【审查意见】此方有止血活血之效。

5. 太乙膏

主治：跌、坠、磕、撞，皮肉破者。

组成：生麻油四两，当归一两，生地黄一两，生甘草一两，黄丹（飞过）三两，黄蜡八钱，白蜡八钱，乳香三钱，没药三钱。

用法：以上九味，先以当归、生地、甘草切片，入滚油内煎汁，去渣，滤极净，再入净锅，熬至滴水不散，将黄丹炒过和入，又用缓火熬至滴水成珠，取起加入黄、白蜡，又用微火再熬，取起，少定，入乳香、没药搅匀，收瓷罐内退火气，摊于油纸或布块上，贴于患处。

【审查意见】此方有凉血、止血、定痛之效，可备应用。

6. 创伤第六方

主治：刀伤流血不止。

组成：珍珠五厘，琥珀五分，艾绒二钱，川连一钱，煅石灰一钱，生半夏一钱，生南星一钱，石脂一钱，血竭一钱，血余一钱，煅乳香一钱。

用法：共研细末，敷于患处。

【审查意见】此方有清凉及收敛血管之功，止血有效。

7. 创伤第七方

主治：刀伤出血。

组成：龙骨（煅），白及。

用法：以上二药各等分，共研细末，作撒布剂，外用。

【审查意见】此方有收敛作用，可使血管裂口收缩，而达止血之目的，可备用。

8. 桃花散

主治：血管破裂，流血不止。

组成：自石灰半升、大黄片一两五钱。

用法：取石灰二三升，用极细丝箩反复筛之，取极细之石灰末半升，与大黄片同置于砂罐内，先用文火后用武火炒之，以石灰变成红色为度。炒好以后，再用丝箩筛之，将大黄片完全去掉，取其最细之粉末用之，用凉水调涂患处或用粉末撒布亦可，然后用净布片包裹之。

【审查意见】此《金鉴》原方，止血有效。

（二）汤火伤

1. 清凉软膏

组成：王瓜根一两，黄柏五钱，豚脂适宜、白芷三钱，白及三钱。

用法：将王瓜根及黄柏、白芷、白及等各为极细末，加豚脂混合为软膏，涂布于患处，或先以好酒洗之，再敷（已破皮者，可作散撒布之，不可用酒洗，用硼酸水为佳）。

加减法：或加黄连三钱，栀子仁五钱，大黄三钱，梅片二钱，亦可；已破者，加人发五钱，猪毛五钱，猬皮五钱，为霜（烧存性）入之，但防猬皮多用，愈后留痕。

【审查意见】此方虽系通行，而有消炎、败毒、止痛之效，可用。

2. 汤火伤第二方

主治：汤火烧着及臁疮久不愈者。

组成：香油一两，官粉三钱，黄蜡三钱，信石三分，槐花条一根。

用法：上药将油熬黄蜡，再将官粉、信石一并下入，用槐花条搅熬，熬至发烟时，即可离火，再搅，俟凉后为止，装瓶内，膏即成。用时，擦伤处，外以油纸棉花细白布包好，带子缠裹，俟药力过数日，仍如前法行之。

【审查意见】通行方，有清热消炎之效，可用。

3. 汤火伤第三方

主治：烧疮。

治法：用无病女人月经布烧灰，调香油，搽患处。

【审查意见】通行方，有效。

4. 逐火煎

组成：大黄五钱，当归四两，荆芥三钱（炒黑），生甘草五钱，黄芩三钱，防风三钱，黄芪三两，茯苓三两。

用法：水煎汤，以洁净棉花浸湿洗之。

【审查意见】此方有清凉消炎之效，可资应用。

5. 汤火伤第五方

主治：烫伤、皮肤肿胀、发红、疼痛、灼热者。

组成：生石膏三两，儿茶三钱，明乳没各二钱。

用法：上药各研极细末，和令匀，以麻油或香油调敷患处。

【审查意见】此方功能止痛消炎，烫伤外用有效。

（三）虫螫伤

1. 虫螫伤第一方

主治：蜂蝎刺螫，肿胀焮痛。

治法：石灰（不拘新陈）三钱，用清茶一杯和匀，以手指或棉花蘸搽患部。不时行之，以疼止为度。

【审查意见】此方有中和蚁酸之效，但宜用陈石灰方妥。

2. 虫螫伤第二方

主治：蝎螫，蜂螫，疔毒起红线。

治法：白糖一味不拘多少，如疔毒起线（现名淋巴腺炎）以白糖疮上摩搽，其线即可消失。蝎螫、蜂螫以螫处用糖搽揉，立即痛止。

【审查意见】白糖洗碱性物，能中和蚁酸，施治蜂蝎刺螫，当能有效，疗疮恐难胜任耳。

（四）昆虫入耳

1. 昆虫入耳第一方

主治：热天乘凉，睡卧树荫下，以致蜈蚣及其他昆虫入耳内者。

治法：猪脂油指大一块，炙令香，俟温，滴入耳中。

【审查意见】此诱虫外出之疗法，可用。

（五）疯狗咬伤

1. 疯狗咬伤第一方

主治：疯狗咬伤。

组成：大黄三钱，桃仁七粒（去皮尖，炒），地鳖虫七个（去头足，炒）。

用法：以上三味共研细末，加白蜜三钱，酒一碗，煎至七分，连渣于空腹时服之，如病者不善饮酒，用水对和服之亦可。

【审查意见】疯狗咬伤，用破瘀通便之剂，历来极为通行，但确效者，殆不多得，此方亦通行破瘀峻剂，体壮实者可用。

2. 斑蝥散

主治：疯狗咬伤。

治法：好斑蝥七个（去头足），研细末，白酒调服，服后于小便盆内，见衣沫，似狗形者为效。如无，再服，如此七次，虽无狗形，亦不发疯也。

【审查意见】此通行单方，可备用。

（六）鸦片中毒

1. 救急丹

主治：吞食鸦片、信石等。

组成：顶上云胆矾二钱（研细），人粪尖二钱。

用法：上药共为稀液，灌之，得吐即愈。

【审查意见】通行方，有催吐作用，以初服毒，尚在胃中，未及吸收者，用之相宜。

2. 鸦片中毒第二方

主治：吞食鸦片。

治法：红白薯捣烂，用生白布拧汁，盛碗内，灌下即可。

【审查意见】甘薯解鸦片毒，有缓解作用，可使毒汁吸收，发生障碍，当能有效。

3. 鸦片中毒第三方

主治：误吞鸦片烟。

治法：柿子油（此油修补雨伞铺出售），服之，烟毒解化，即愈。

【审查意见】柿油能障碍收吞鸦片者可用，但宜兼用吐下药，方为妥当。

（七）窒息

1. 窒息第一方

主治：凡溺死、缢死、压死、魇死等心头温者可治，及产后晕绝中气，不省人事。

治法：生半夏不拘多少，研为细末，取如豆大，吹入鼻中，得嚏者，须臾即活（如无嚏者，不可救也）。

【审查意见】此方有刺激性，取嚏有效。

2. 回生第一仙丹

主治：受伤五大要症，并一切受伤之症。

组成：活大土鳖虫（研细净末）五钱，自然铜三钱，真乳香三钱，真辰砂（研细飞净）二钱，真血竭二钱，真全归（研细净末）一两，真正当门麝（研细净末）一两。

用法：土鳖虫择尾尖者为公虫，去足放瓦上木炭小火焙黄，研末。将自然铜放瓦上木炭火烧红，入好醋内淬之连制九次，研细末。将乳香用灯草三分，如砂锅内一同炒枯研末，吹去灯草灰另研细。辰砂用真正的川砂，不可用研细。血竭须拣味稍带碱，色赤，抹指甲上能透者为真，研细。当归用陈久泡透，砂锅炒干，研末。当门麝必要真正当门子研末。以上七味必须地道药材，如法炮制，秤准分量，研极细末，共合一处，用瓷瓶盛之，每瓶一分五厘为一服，用蜡封口，勿令泄气，用时可用黄酒送服。

冻死，放暖室中，不可近火，将此药敷三五服。

溺水死，须令吐出水来，亦服此药三五服。

割喉者，可将头扶正，合住刀口，用生松香、生半夏各一钱，共研极细末，在伤口周遭，厚厚敷紧，外用膏药，周围连好肉一并包裹住，再用布条围裹结扎好，将此药服三五剂，至六七剂，一月半如初。

大肠出者，用好醋一盆煎温，不凉不热，托肠入盆洗之，随洗随收，收入用寻常膏药加此丹，贴伤口，再服，此丹三五服。

自缢死，不可令泄气，急以裹脚紧抵肛门，女者连阴户，抵住，缓缓解下，紧提其发，勿使头垂，速将此药灌下三五服。

【审查意见】此方有活血、止痛、行气、开窍之效，可用，其云缢死以脚抵肛门谓恐泄气，殊与生理不合，不必从也。

（八）吞钉

1. 吞钉第一方

主治：小儿误吞铁钉，面黄消瘦，四肢无力。

治法：用煤炭末一撮（煤炭古方系木炭）和黄小米一撮（须研极细成面粉）送下后，铁钉即便下。

【审查意见】古方,可备用。

(九) 金刀不出

1. 金刀不出第一方

主治:刀中骨缝不出者。

治法:半夏、白蔹等分为末,酒服方寸,一日三服,服之二十日,自出。

【审查意见】可备试用。

(十) 吞食生米

1. 吞食生米第一方

主治:吞食生米。

治法:苍术,用米泔水浸一宿,到焙为末,蒸饼丸,桐子大,每服五十丸,米饮下,日三服。

【审查意见】有健脾燥湿之能。

2. 吞食生米第二方

主治:同前。

治法:五谷虫五钱(焙黄、研末),山药一两,煎汤送下。

【审查意见】有健脾滋养肠胃之力。

十二、杂集

(一) 辟谷

1. 辟谷第一方

主治病症：辟谷救饥。

组成：大黑豆五斗（淘净），大麻子三斗（浸一宿）。

用法：用大黑豆五斗淘净，隔汤蒸三次，去皮。大麻子三斗即（火麻仁），浸一宿，亦蒸三次，令口开，取仁。各捣为末。和捣作团，如拳大，入锅内隔汤蒸。从戌至子时止，寅时出甑，午时晒干，为末。收贮，干吞，以匙入口，细嚼咽下以饱极为度，不得食一切物。

(二) 戒烟

1. 戒烟第一方

主治病症：吸鸦片烟有瘾者，不论新旧。

组成：赤糖四两，甘枸杞三两，白葡萄三两，鹿茸三钱，台参五钱，鸡子清五个。

用法：共研细末，蜂蜜为丸，如绿豆大。每日早晚各服三钱，黄酒送，空心服。

【审查意见】此方注重滋补，戒烟可用。

十三、补遗

(一) 呼吸器病

(1) 呼吸器病第一方

主治：久病气虚，风喘。

组成：人参三两，牛膝三钱，熟地五钱，麦冬五钱，山萸四钱，胡桃三个，枸杞一钱，五味子一钱，生姜五片。

用法：空心水煎服。

【审查意见】此通行方，虚弱症确有伟效，但方中人参用量过多，宜酌减至五钱至一两即足。

(二) 消化器病

1. 噎症

(1) 噎症第一方

主治：噎膈反胃。

治法：饮黄犬血则愈。

(2) 噎症第二方

主治：反胃朝食暮吐（因中气不能生化）。

治法：黄犬肉，煮熟食之，以多食为妙，神速。

【审查意见】以上二则，效否，还待试验。

2. 胃痛

(1) 胃痛第一方

主治：九种心痛。

治法：千年石灰研为细末，用黄酒送下，立能见效，多服尤佳。

【审查意见】用石灰宜注意清洁，又多服不宜，恐害胃耳。

3. 便秘

（1）便秘第一方

主治：大肠干结，由于血虚肠枯者。

治法：熟地二两，油炒当归二两，煎浓汤服之。

（2）便秘第二方

主治：病后便结。

组成：蜂蜜、皂角末，用量临时酌定。

用法：先将蜂蜜以开水冲化，稀释之入皂角末（须研极细过箩方可），搅令匀，俟温，然后以橡皮管将溶液打入肛门内即妥。

附记：或以猪胆汁如前法，打入肛门内，亦效。

【审查意见】以上二方，用以润肠均可生效，而均以虚弱患者，肠燥便秘者为宜。

（3）郁李润下汤

主治：老年便秘。

组成：郁李仁三钱，栢子仁二钱，蜂蜜五钱（另冲）。

用法：上二味煎好，冲蜂蜜送下。

【审查意见】润下剂，可用。

4. 牙痛

（1）牙痛第一方

主治：牙痛受火者。

组成：鲜生地三钱，鲜元参二钱，丹皮二钱，石膏三钱，升麻三分。

【审查意见】有凉血清热之功，可备用。

（2）牙痛第二方

主治：牙痛。

治法：细辛三分，生地三钱，大黄三钱，为末，鸡子青调敷。

【审查意见】功专清凉，止痛用之，有效。

第三集审查征集验方范国义跋

窃医学精要，虽在经验，而治疗伟效，端在良方。是故良方为我国医学经验之宝藏。《千金》、《肘后》乃古方集成，《石室》、《金匮》即凤传秘制。方书流布，几至汗牛充栋，美不胜收矣。然我国所有良方，除一部载诸医籍外，而一部多秘传民间。其方则药少功专，治疗收效，多出人意外。惟自古向有父子秘传，作为传家世宝；师弟株守，挟为敛财工具。因此，有效良方，不轻浅露，日渐失传。可惜殊甚。且思人无病时，体常泰然；偶尔失慎，疾病颠连，顿改常态，呻吟床第，踢躅卧室。势有生死不得之苦。至若瘟疫发生，传染流行，荒村山谷，鲜有不束手以待毙者。由此观之，欲救济生民病苦，而使通衢乡曲，俱可受其惠者，舍刊行验方，普及医药，乌可得耶？

本会会长阎主任有鉴及此，眷念民瘼，痌瘝在抱。复兴中医，毅然自任。所有全盘计划，已与本会常务理事业师时逸人先生，商量研究。具体决定：初步工作，先从调查征集验方医书着手。国义求学于川至医专，卒业于甲戌之夏。幸蒙时师垂青，力为推毂，与同学张君玠、相君作良、单君生文等，前往河边同去听训。会长叮嘱，永记心目。遂受委以调查医方之职，征集验方、秘方、秘传针灸。时君逸人师多方指导工作，方策使到民间，不至有所扞格。责任之重，敢不竭其所能。尽调查征集之能事，庶不负会长复兴中医之一番苦心也。于是，首由河边村开始征集，五台、崞县、定襄、忻州，继至汾阳、文水、交城、清源以及阳曲、太原、祁县、平遥、太谷等县，各地风土，皆有差异；乡村区域，各有经验。医生乡民、应征踊跃，乡民自制秘方，无不征集一尽。如：龟龄集、定坤丹、麝雄锭、玉枢丹、舒筋散等，均在其列。至今所征验方秘方计越四千余份，医书约百余种。其应征者，医生占十分之七，乡民占十分之三耳。至于酬报，有受名誉奖者；有受现金奖者；亦有自愿公开济世，不受任何报酬者。总之，征集验方，文物繁华之地，应征者较多，山隅偏僻之处，则较为少耳。今者将所征验方，由本会验方医书审查委员会，汇订数集。第三集审查征集验方，付梓在即。书中验方、分列门类，方名主治，审查意见，均甚简明。法取成效，堪资实用。通衢乡曲，各备一编，偶渠疾病，对症施方。尚可不至束手乎，因忘谫陋，略志始末。

民国廿四年一月廿三日
中医改进研究会验方征集组调查员范国义谨志

跋

在对近代山西医学历史的深入研究中,笔者了解到民国期间山西政府曾经耗费巨资从民间收罗秘验良方,并委托近代颇有学术影响的中医改进研究会对征集到的验方逐一审核点评,以便用者按图索骥。同时,限于当时经济落后、医疗条件差的原因,随后刊行的《审查征集验方》验方以"廉、便、验"为收录原则。

2016年开始,编者多方搜集,从山西省内开始,远至上海、日本,方才搜集齐全该书的六集的多个版本,共10册。原书为繁体竖排,无句读,石印32开。从2017年始,请山西大学那钦·雄克尔、张万辉博士研究生,山西省卫生健康委季巍同志,太原市中医院张燕医师,山西中医药大学闫润红教授,牛晓丽、石星月等同学对原书进行翻译、断句等整理工作,三易其稿。山西中医药大学附属医院李廷荃教授、杨丽芳主任医师对本书的出版也提供了很大的帮助,在此一并感谢。特别是国医大师王世民、首届全国名中医王晞星、山西中医药大学刘星校长为本书欣然作序,令编者信心倍增。

承蒙学苑出版社陈辉社长独具眼光,和黄小龙责任编辑的精心编校,以及全体参编人员严谨、详实的工作,方使本书圆满付梓。原书中个别字词佚缺或模糊不清,参与校对者在微信群共同辨认、反复揣度、方有所悟,欣然之余,倍感其乐。

在"新冠肺炎"疫情影响的背景下，2019年5月，本书精装版《近代秘验方精编——审查征集验方》甫一出版，即得到各界热烈追捧，实属难能可贵。同时，基于该书的《近代山西民间验方数据库》获得国家版权局"软件著作权证"，相关的研究论文也被SCI收录。如今，学苑出版社继续出版简装本一套，可谓眼光独到，可喜可贺。这都反映出广大编者、读者对该书的充分认可，对传承发展中医药的充足信心。

刘洋
2020年6月